Barbara Simonsohn

DIE SCHAFGARBE

ALLESKÖNNERIN UNTER DEN HEILPFLANZEN

Kompakt-Ratgeber

Haben Sie Fragen an den Verlag?
Anregungen zum Buch?
Erfahrungen, die Sie mit anderen teilen möchten?

Besuchen Sie unsere sozialen Netzwerke:
www.mankau-verlag.de/forum

mankau

Impressum

Bibliografische Information der Deutschen Nationalbibliothek
Die Deutsche Nationalbibliothek verzeichnet diese Publikation in der Deutschen Nationalbibliografie; detaillierte bibliografische Daten sind im Internet über http://dnb.d-nb.de abrufbar.

Barbara Simonsohn
Die Schafgarbe
Alleskönnerin unter den Heilpflanzen
Kompakt-Ratgeber
ISBN 978-3-86374-778-7
2. Auflage 2026 (1. Aufl. 2025)

Mankau Verlag GmbH
Pfarrgasse 1, D-82497 Unterammergau
kontakt@mankau-verlag.de
Im Netz: www.mankau-verlag.de
Soziale Netzwerke: www.mankau-verlag.de/forum

Lektorat: Redaktionsbüro Julia Feldbaum, Augsburg
Endkorrektorat: Susanne Langer-Joffroy M. A., Germering
Cover/Umschlag: Guter Punkt GmbH & Co. KG, München
Layout: X-Design, München
Satz und Gestaltung: lydiakuehn.de, Aix-en-Provence, Frankreich

Bildnachweis:
© Jana Ellmer 130
© stock.adobe.com Sunbunny: 4, 14–15; 5, junky_jess: 100–101; Vitaly Ilyasov: 7; gudrun: 11; superfood: 12; caifas: 17; Bildagentur-o: 19; Scisetti Alfio: 23; Martin: 24; Oleksandr Filatov: 26; Nataliia: 28; emilio100: 29, 31 l., 121 l.; fedsax: 30; Jon Benedictus: 30 u.; PhotoSG: 31 r.; Thorsten Schier: 33 o.; ChrWeiss: 33 u.; Brad Pict: 34; Tom: 36; Veronika: 39; Christine: 43; vladim_ka: 47; sakurra: 49; Laurie: 50; Virtexie: 52; Ilhan Balta: 54; elenabsl: 56, 102; Cora Müller: 59; AntonioDiaz: 61; FotoHelin: 63, 134; yanadjan: 64; HANK GREBE: 67; Nadezhda Buravleva: 69; Profotokris: 70; Kzenon: 75; Magrig: 76; unpict: 80; indysystem: 82; verona_studio: 85; Matteo: 88; Alwih: 95; teatian: 96; Amy Lv: 99, 139 r.; Elroi: 103; Madeleine Steinbach: 105; sasimoto: 108; kazmulka: 109; ANASTASIIA: 112; LianeM: 114; plprod: 116; Iryna_B: 119; Marina Lohrbach: 121 m.u.r.; ausra: 131; kriangphoto31: 139 l.; SlayStorm: 143; khumthong: 145

Druck: Westermann Druck Zwickau GmbH, Zwickau/Sachsen

Hinweis für die Leser:
Die Autorin hat bei der Erstellung dieses Buches Informationen und Ratschläge mit Sorgfalt recherchiert und geprüft, dennoch erfolgen alle Angaben ohne Gewähr. Verlag und Autorin können keinerlei Haftung für etwaige Schäden oder Nachteile übernehmen, die sich aus der praktischen Umsetzung der in diesem Buch vorgestellten Anwendungen ergeben. Bitte respektieren Sie die Grenzen der Selbstbehandlung, und suchen Sie bei Erkrankungen einen erfahrenen Arzt oder Heilpraktiker auf.

Vorwort

»Familiarity breeds contempt« – allzu Vertrautes wird mit Verachtung gestraft. So ist es vielleicht auch bisher für Sie mit der Schafgarbe gewesen. Sie wächst fast überall und ist bis auf die Blütezeit eine unscheinbare Pflanze, die man leicht übersieht. Doch das Gute liegt so nah. Die Schafgarbe, von vielen als Unkraut geschmäht, hat eine atemberaubende Bandbreite von Wirkstoffen und Heilkräften.

Heilkräuter wie die Schafgarbe sind unsere evolutionären Begleiter seit Millionen von Jahren. Sie sind seit alters her die Medizin der Menschen. Vielleicht kommt einmal der Tag, an dem wir auf sie angewiesen sind! Ich denke an die Zunahme der Antibiotikaresistenzen, die Hilflosigkeit der Schulmedizin gegenüber multiresistenten Krankenhauskeimen und die Nebenwirkungen vieler allopathischer Medikamente.

Die Schafgarbe wartet nur darauf, von uns gewürdigt und genutzt zu werden. Sie lädt uns ein, kostenlos aus der Quelle von Energie, Fülle, Liebe und Weisheit der Natur zu schöpfen. Lesen Sie dieses Buch, und tragen Sie bei zur Renaissance dieser fast vergessenen Heil- und Arzneipflanze! Die Schafgarbe, ein heimisches Superfood und eine Hausapotheke für alle Fälle, wächst direkt vor Ihrer Haustür.

Inhalt

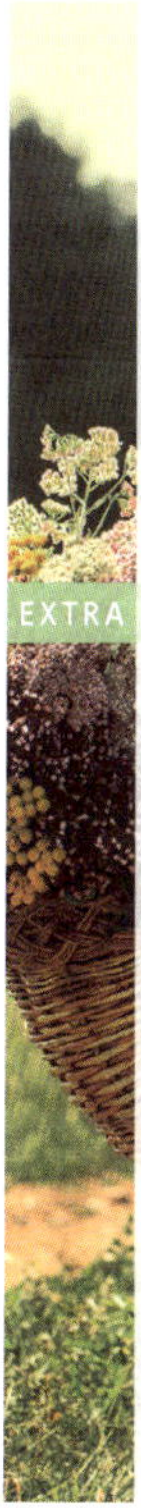

Einleitung

Die Schafgarbe ist eine »absolute Alleskönnerin – ihre Indikationsbreite sucht ihresgleichen«, so bringt es Ernährungsberater und Phytotherapeut Timo G. auf den Punkt.[1] Wolf-Dieter Storl drückt es ähnlich aus: »Wenn man keine anderen Kräuter kennt, das wäre genug, um fast alles zu heilen.«

Mich hat es daher nicht überrascht, dass der renommierte Studienkreis *Entwicklungsgeschichte der Arzneipflanzenkunde* an der Universität Würzburg die Schafgarbe zur »Arzneipflanze des Jahres 2025« kürte – es war nur eine Frage der Zeit. Steht eine Renaissance an für eine recht unscheinbare Pflanze, die im Hinblick auf die Erforschung in den letzten Jahren etwas in den Hintergrund gerückt ist?

Die Vielseitigkeit der Indikationen und Wirkungen ist atemberaubend: krampflösend, wundheilend, antibakteriell und leberschützend, um nur einige zu nennen. Die Schrift zur Kür der Schafgarbe als Arzneipflanze des Jahres spricht von »pleiotroper Wirkung«, das heißt, die Inhaltsstoffe von Blüte und Blatt haben mehrere Wirkungen auf die Strukturen und Mechanismen im Organismus. Der Grund hierfür ist ein Zusammenspiel von etwa hundert bis hundertzwanzig gesundheitsfördernden Inhaltsstoffen, die sich gegenseitig ergänzen. Man spricht von der synergetischen – sich verstärkenden – und von der additiven Wirkung.[2] Vielleicht werden sich in der Zukunft noch weitere Wirkweisen zeigen, die Forschung an der Schafgarbe ist längst noch nicht abgeschlossen. Auffällig ist die regulierende Kraft der Pflanze. So hilft sie zum Beispiel bei Verstopfung *und* bei Durchfall, bei einer zu schwachen *und* zu starken Periode, bei Hitzewallungen *und* kalten Extremitäten.

Millefolium, ein Teil ihres lateinischen Namens, bedeutet »Tausendblatt«, übersetzt heißt *Achillea millefolium* damit »Tausendblatt des Achilles«, nach dem griechischen Helden, der mit ihrer Hilfe seine und die Wunden seiner Krieger heilte. Die Schafgarbe ist für mich ein Tausendsassa, der fast überall und reichlich wächst – als würde die Pflanze uns damit sagen wollen: »Greift zu, ich kann euch Menschen und Tieren helfen, gesund zu werden und zu bleiben.«

Ich habe schon viele Bücher über heimische »Superfoods« geschrieben. Was die Schafgarbe betrifft, so

Ein Sumpfwiesen-Perlmuttfalter besucht die Schafgarbe.

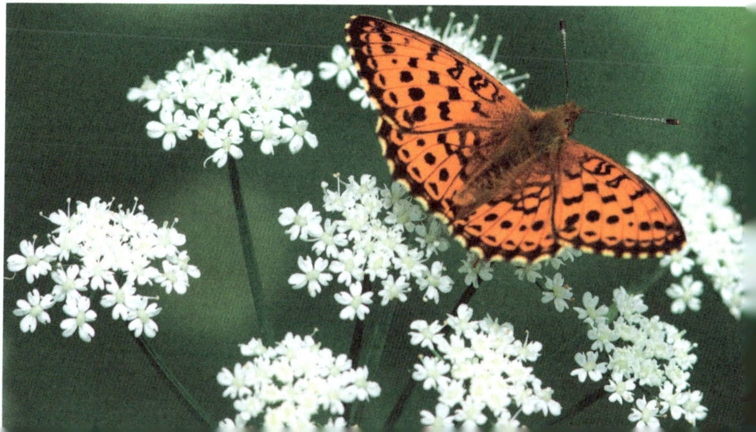

toppt sie alle Pflanzen, mit denen ich mich bisher beschäftigt habe, an Vielseitigkeit und Wirksamkeit. Öfter habe ich mich beim Studium eines Teils der mehr als 4450 wissenschaftlichen Studien – Stand Mai 2025 – gefragt: Ist die Schafgarbe vielleicht ein *Panacea*, ein universales Heilmittel zur Behandlung aller möglichen Krankheiten? Also ein Allheilmittel? Genau das fragen sich auch einige Wissenschaftler, und zwar diejenigen, welche diese einzigartige Pflanze am gründlichsten erforscht haben.[3] Sie bitten darum, angesichts der Vielzahl der Anwendungserfolge und ethnobotanischen Daten, Schafgarbe mit hoher Priorität zu behandeln, was Forschungsmittel für wissenschaftliche Studien betrifft. »Die Zeit ist gekommen für diese uralte Arzneipflanze, ihren Platz in der modernen Pharmacopeia einzunehmen, und die Wissenschaft muss sich dieser Herausforderung stellen.«[4] Ich kann mich diesem Aufruf nur anschließen.

INFO

SICHERN SIE SICH AB!

Auch wenn es so scheint, als könnte man vieles mit der Schafgarbe wieder »in Ordnung bringen«, da sie schon lange in der Volksheilkunde verwendet wird und immer mehr Studien heilkräftige Wirkungen belegen: Bitte suchen Sie trotzdem bei ernsten Beschwerden oder Krankheitsbildern einen Arzt oder Heilpraktiker auf.

Wildpflanzen – die wahren Superfoods

Ich habe Bücher über Wildkräuter wie Brennnessel und Löwenzahn verfasst, Bärlauch in meinem Buch über die Heilkraft von Küchenkräutern gewürdigt und Bücher über »essbare Bäume« wie Holunder und die Linde geschrieben. Warum?

Wildpflanzen wurden noch nie züchterisch bearbeitet und sind daher viel vitalstoffreicher als ihre »gezähmten« Verwandten. Sie werden nicht von Gärtnern gehätschelt und gepflegt, sondern beißen sich als wahre Überlebenskünstler allein durch und trotzen oft widrigen Umständen wie Dürren oder Schotterböden. Einige entfalten solche Widerstandskraft, dass man sie, wie Vogelmiere, Gänseblümchen oder Löwenzahn, sogar noch unter einer geschlossenen Schneedecke findet.

Wildpflanzen wie Schafgarbe sind Superfoods vor der eigenen Haustür, an die wir seit Jahrmillionen gut angepasst sind. Die 12 000 Jahre, in denen der Mensch nun Landwirtschaft betreibt, sind nur ein paar Wimpernschläge in unserer Millionen Jahre alten Evolution als Humiden, sprich Menschenähnliche. Ich will nichts gegen exotische Superfoods wie Baobab-Fruchtpulver oder Acai-Beeren sagen, aber diese kommen von weit her und sind insofern für uns keine »urheimische Medizin«.

Wildpflanzen, so der Forscher und Professor Fritz-Albert Popp, enthalten durchschnittlich das Zehnfache an

Biophotonen-Speicherkapazität im Vergleich zu konventionell angebautem Obst und Gemüse, und noch das Fünffache von biologisch gezogenem. Können wir in dieser chaotischen Zeit etwas mehr Balance für Körper, Seele und Geist nicht gut gebrauchen?

Inhaltsstoffe, die begeistern

Stress ist ein Vitalstoffräuber. Unsere Lebensmittel enthalten aufgrund von ausgelaugten Böden, falschen Züchtungszielen auch im Bio-Anbau, langen Transportwegen, falschen Erntezeiten und wenig vitalstoffschonenden »Veredelungsverfahren«, zu gut Deutsch Entwertungsverfahren, immer weniger Vitalstoffe. Angesichts der Stressbelastung brauchen wir aber mehr und nicht weniger davon! Wildpflanzen enthalten im Gegensatz zu Kulturpflanzen viel mehr Mineralstoffe. So weist Kopfsalat nur 224 mg Kalium pro 100 g auf, die Schafgarbe ebenso wie das Gänseblümchen ein Vielfaches davon. Auch bei Calcium, Magnesium und Eisen schlägt die Bilanz von Schafgarbe und Co. Kulturpflanzen um Längen. Was den Gehalt an Vitamin C und Vitamin A betrifft, toppen Wildpflanzen selbst Spitzenreiter der Kulturgemüsearten wie Grünkohl und Brokkoli. Wildkräuter enthalten im Durchschnitt das Vierfache an Eiweiß. Außerdem sind sie gespickt mit bioaktiven Substanzen wie Polyphenolen, welche Krankheiten vorbeugen und sie heilen können. Diese regenerieren unsere Darmflora, sodass wir wieder mehr Nährstoffe aus der Nahrung aufnehmen können.[5] Unsere Stimmung profitiert davon ebenso wie unsere Resilienz, weil im Darm wieder wertvolle Neurotransmitter wie Dopamin und Serotonin in ausreichender Menge gebildet werden können.

Viele Stoffe in Wildpflanzen sind längst aus unserem Kulturgemüse herausgezüchtet worden. Doch gerade die von manchen ungeliebten Bitterstoffe optimieren den Stoffwechsel, Flavonoide wirken antioxidativ, Gerbstoffe bremsen Entzündungen aus, Saponine entgiften, Kieselsäure stärkt das Immunsystem, Phytosterine wirken antitumoral, Polyphenole senken Blutdruck und Blutzucker, und ätherische Öle wirken heilsam auf Lunge und Verdauungsorgane, um nur wenige Benefits der

Die kunterbunte Apotheke Gottes ...

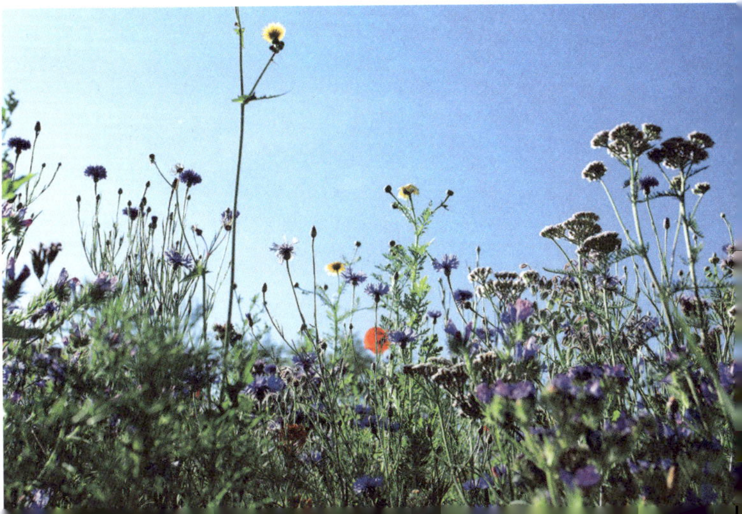

wertvollen Inhaltsstoffe aufzuführen. Mit Wildpflanzen wie der Schafgarbe holen wir uns die »Apotheke Gottes« auf den Teller. Diese Medizin wirkt nicht nur als Therapie, sondern auch als Prophylaxe.

Wildpflanzen-Wissen macht autark. Es braucht nicht erst das Stromnetz gehackt zu werden – schon ein Streik der Lastwagenfahrer reicht, und die Lieferketten für Lebensmittel brechen zusammen. Das heißt, die Regale in den Läden bleiben leer. Jeder ist dann im Vorteil, der sich aus dem Garten der Natur zu ernähren weiß. Wir sollen jetzt laut EU-Kommission Vorräte an Lebensmitteln und Wasser für mindestens 72 Stunden anlegen. Wasser halte ich für keine schlechte Idee. Aber Konserven? Ich verlasse mich besser auf meine Wildpflanzen-

Wurzeln der Wilden Möhre

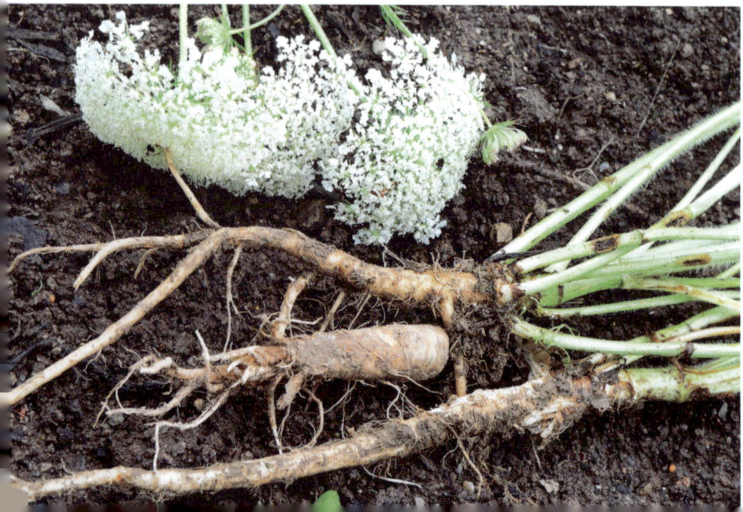

kenntnisse und fühle mich damit auf der sicheren Seite. Selbst im Winter kann ich die Wurzeln von Wilder Möhre, Nachtkerze und Löwenzahn ausbuddeln und daraus leckeres Gemüse kochen. Natürlich habe ich auch jede Menge Wildpflanzen wie Brennnessel, Schafgarbe und Löwenzahn getrocknet und dunkel im Keller eingelagert. In meinem Schrebergarten kann ich zusätzlich auch im Winter Rote Bete, Winterpostelein, Winterrettich und Grünkohl ernten. Nährstoffreiche Baumknospen von der Linde finde ich auch bei tiefsten Temperaturen.

Raus in die Natur

Durchs Sammeln von Wildpflanzen kommen Sie in die Natur, in Bewegung und an die frische Luft. Wenn Sie einen Garten haben, lassen Sie Wildkräuter – Beikräuter, keine »Un«-Kräuter – stehen. Sie können auch Wildkräuter wie Schafgarbe auf Ihrem Balkon ansiedeln.
Go wild! Essen Sie »Wildes«, schlagen Sie unserer überzivilisierten Gesellschaft ein Schnippchen. Kommen Sie mit vitalen Wildpflanzen in Ihre Power. Sichern Sie sich ab, damit Sie die Kraft haben, die Welt zum Besseren zu verwandeln, und auch in stürmischen Zeiten Oberwasser behalten.

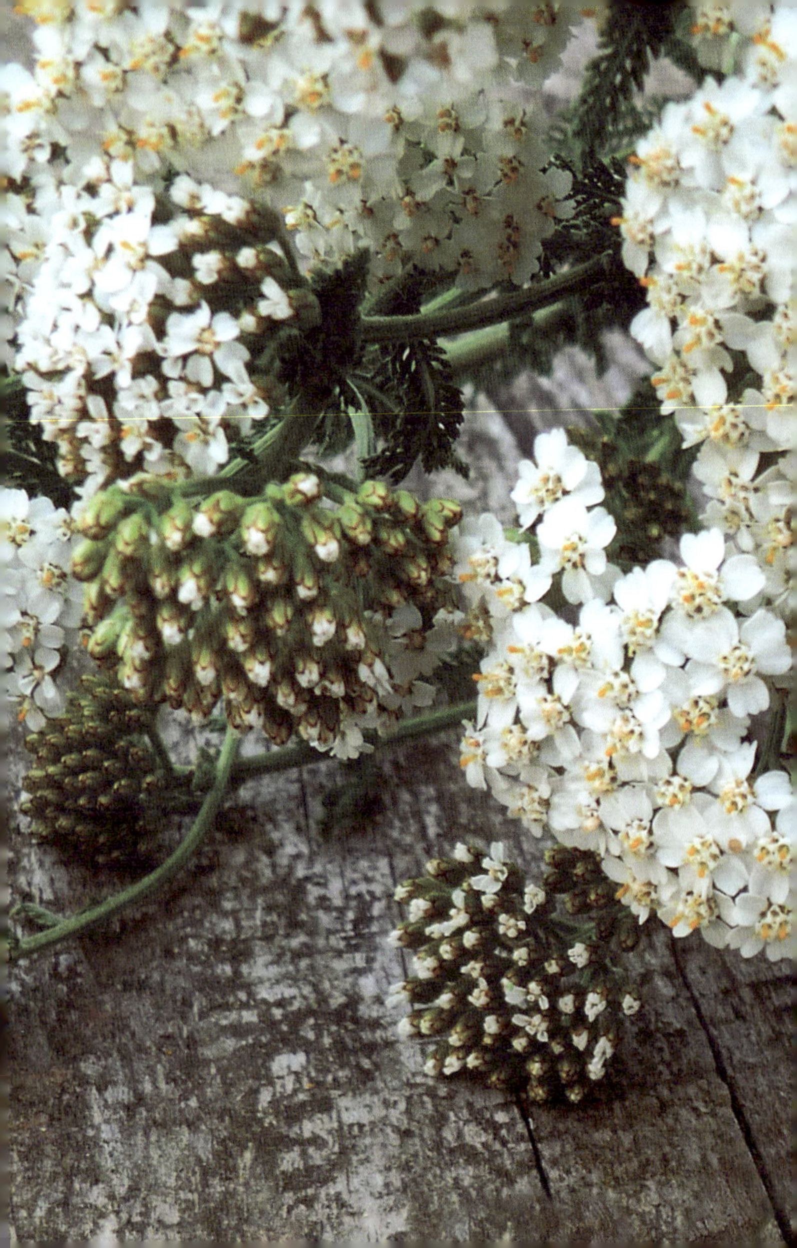

Schafgarbe – eine Pflanze der Superlative

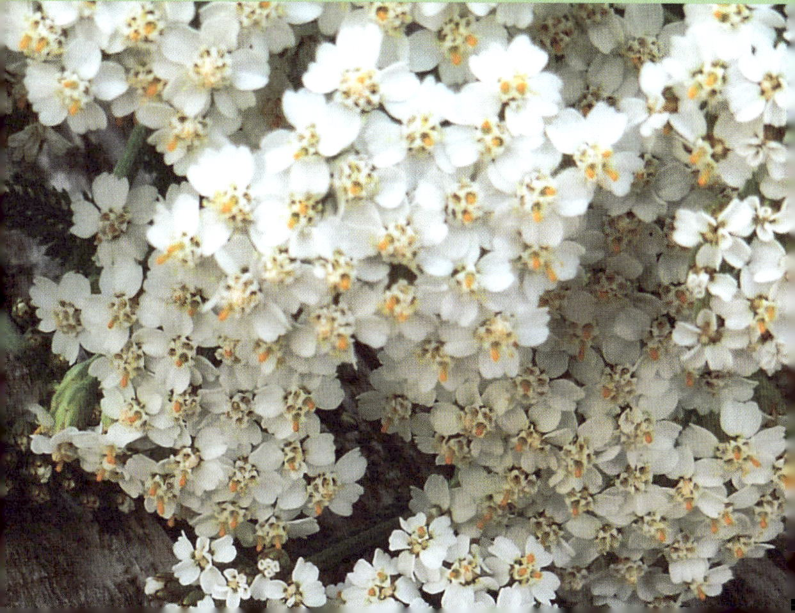

Die Schafgarbe in der Geschichte

Die Schafgarbe gehört zu den ältesten Pflanzen, die jemals von Menschen genutzt wurden. Sie ist eine der sechs Medizinalpflanzen, deren Pollen im Grab der Neandertaler in Shanidar gefunden wurden (etwa 65 000 Jahre vor Christi Geburt).[6] Die Schafgarbe wurde von sehr vielen alten Kulturen verwendet. Unter Ethnobotanikern gilt es als gesichert, dass Pflanzen, die von verschiedenen Gruppen ohne Verbindung miteinander für ähnliche Zwecke eingesetzt wurden, mit großer Wahrscheinlichkeit effektiv und bioaktiv sind.[7]

Achillea bedeutet »Kraut des Achilles«. Diese Bezeichnung wurde erstmalig von Plinius dem Älteren für die Schafgarbe verwendet.[8] Die Pflanze wurde nach dem schönen und starken Helden von Troja, Achilles, benannt, ein kraftvoller Krieger und Held in der griechischen Mythologie. Der heilkundige Zentaur Chiron, der Achilles erzog, soll ihm die Schafgarbe als Wundmittel empfohlen haben.[9] Im Krieg um Troja verwechselten die Griechen das Königreich Mysien mit der legendären Stadt, aus der sie die schöne Helena befreien wollten. Der mysische König Telephos leistete Widerstand und wurde von Achilles am Oberschenkel verletzt. Telephos' Wunde heilte acht Jahre lang nicht, und der Weg nach Troja war immer noch ein Mysterium. Daher schloss Achilles mit dem König einen »Deal«: Er heilte die Wunde, dafür sollte der König die Flotte von Achilles nach

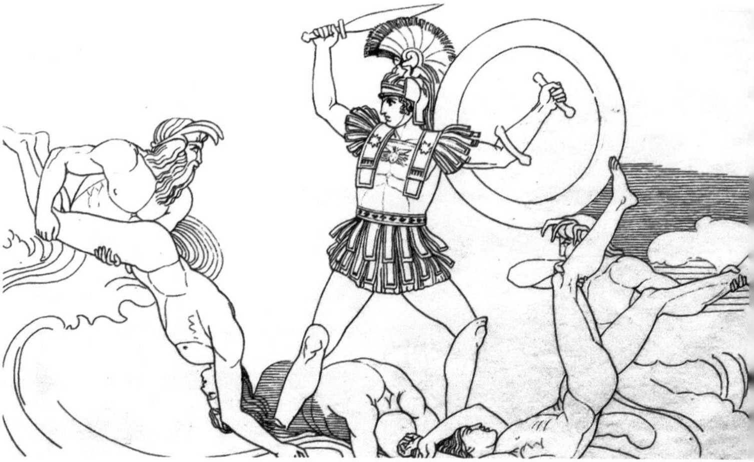

Achilles im Kampf

Troja geleiten. So geschah es auch. Achilles nützte dafür die Schafgarbe, die fortan seinen Namen trug, und wendete sie auch bei seinen verwundeten Kriegern an.[10] Die ältesten Zeugnisse der Schafgarbe in der europäischen medizinischen Tradition finden sich bei dem bereits erwähnten Plinius dem Älteren und bei Dioskurides, beide lebten im ersten Jahrhundert nach Christi Geburt.[11] Dioskurides beschrieb die Pflanze als nützlich, um Entzündungen zu behandeln und Blutungen zu stoppen – im Zusammenhang mit Wunden oder zur Regulation der Menstruation. Ein Auszug oder Dekot wurde bei abnormen menstruellen Blutungen als Spülung eingesetzt und auch bei Verdauungsbeschwerden getrunken. In der *Naturalis historia*, der »Naturgeschichte« von Plinius dem Älteren, wird Schafgarbe ebenfalls als Wundheilpflanze empfohlen, bei Ohrenschmerzen, einer zu starken Menstruation als Sitzbad und auch, um die Verdauungsorgane zu lockern.[12] Der Gebrauch von Schafgarbe zur römischen Zeit wurde in den 1980er-Jahren durch die Marineforschung bestätigt. In einem Schiff, das zwischen 140 und 120 vor Christi Geburt vor der Küste der Toskana sank, wurde durch DNA-Analysen nachgewiesen, dass Schafgarbe neben weiteren Heilkräutern wie der Wilden Zwiebel und dem Wilden Rettich an Bord war.[13]

»Gesammeltes« Wissen

Im aus dem 6. Jahrhundert stammenden *Codex Constantinopolitanus*, der hauptsächlich das Werk »De materia medica« des Dioskurides enthält, ist eine Schafgarbenpflanze abgebildet. Drei altenglische Schriften aus den Jahren 950 bis 1000 nach Christi Geburt empfahlen Schafgarbe ebenso. Die einschlägigen Anwendungen umfassten die Behandlung von Wunden, Entzündungen, Schwellungen, Durchfall, Unterleibsbeschwerden, Lungenkrankheiten, Herzbeschwerden, Zahnschmerzen, Kopfschmerzen, Schwierigkeiten beim Wasserlassen sowie Schlangen- und Hundebisse. Ähnliche Anwendungen sind in der Volksmedizin bis zum heutigen Tag erhalten. Typisch sind sie bei gastrointestinalen Beschwerden, Appetitlosigkeit, bei Menstruationsproblemen und als schweißtreibendes Mittel sowie äußerlich als Auflage und zum Waschen oder Baden bei Hautentzündungen, bei Wunden und äußeren Blutungen.[14]

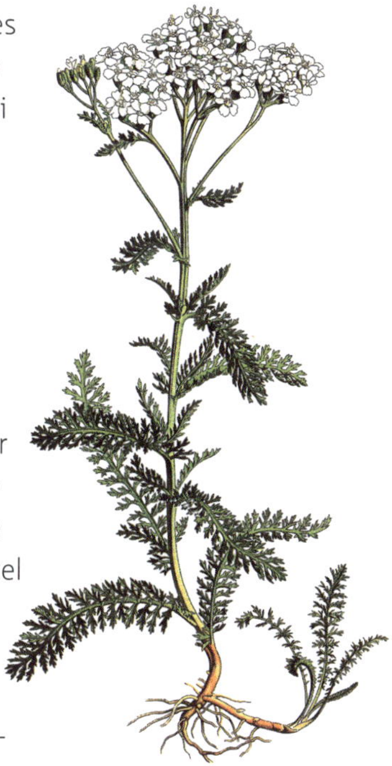

Achillea millefolium

Hildegard von Bingen erwähnt in ihrer *Physica* die Schafgarbe vor allem als Mittel zur Heilung von inneren und äußeren Wunden (siehe auch Seite 90 f.). Auch Albertus Magnus schätzte sie sehr als Wundkraut. In den Kräuterbüchern des 16. Jahrhunderts ist die Schafgarbe vor allem ein Hilfsmittel für äußere und innere Wunden, man bezog sich dabei auf die Ärzte der Antike. Hinzu kam die Anwendung als Entwurmungsmittel für Mensch und Tier, wofür die Schafgarbe vermutlich schon von den Germanen genutzt wurde.[15]

In Italien wird Schafgarbe seit alters her vor allem gegen Magen-Darm- und Menstruationsbeschwerden verwendet, dazu als Anti-Diabetes-Mittel, Beruhigungsmittel und Entwässerungsmittel sowie gegen Probleme beim Urinieren und gegen Zahnschmerzen. In Ungarn wird Schafgarbe traditionell als »Cickafark« (»Katzenpfote«) betitelt und für Verbrennungen und Wunden eingesetzt,

aber auch zum Behandeln von Bronchitis, Blasen- und Nierenleiden sowie bei Durchfall und Erbrechen.[16]
In Großbritannien und Schottland gibt es 125 verschiedene Indikationen, für welche die Schafgarbe traditionell eingesetzt wird. Rund ein Drittel bezieht sich auf Beschwerden wie blutende Wunden, Nasenbluten, Blut im Urin und Bluthochdruck. Ein weiteres Drittel handelt von Atemwegserkrankungen, Fieber und rheumatischen Beschwerden.[17] Auch als Kräftigungsmittel wird Schafgarbe dort verwendet. Es fällt auf, dass sie in Mittelmeerländern viel häufiger für Verdauungsprobleme zum Einsatz kommt, während auf den britischen Inseln und in Irland der Schwerpunkt mehr auf Atemwegserkrankungen liegt. Mittelmeerkräuter wie Thymian und Lavendel, die für den Respirationstrakt nützlich sind, waren lange Zeit auf den britischen Inseln nicht verfügbar.

Aus aller Welt

In der Traditionellen Chinesischen Medizin (TCM) wendet man Schafgarbe an, um zum Beispiel Wunden, Schlangenbisse, Abschürfungen, Hämorrhoiden, Krampfadern, Menstruationsbeschwerden und Tuberkulose zu behandeln.
Schafgarbe gilt als *die* Heilpflanze und Allheilmittel der nordamerikanischen Indianer. Der Gebrauch ist für mindestens 76 nordamerikanische Stämme nachgewiesen. Hauptanwendungsgebiete dort: Wunden,

Abschürfungen, Hautschäden und Blutungen, aber auch Erkältungen, Fieber und Halsschmerzen sowie Verdauungsbeschwerden jeder Art und die Anwendung als Stärkungsmittel (Tonikum).

Auch in der rund 8000 Jahre alten indischen Ayurveda-Heilkunst ist die Schafgarbe bekannt,[18] außerdem ist sie auch heute noch in Mittel- und Südamerika sehr verbreitet und als Heilpflanze geschätzt. Die Mayas verbrannten getrocknete Schafgarbe auf ihren Tempelaltären, um Dämonen zu vertreiben.[19]

Ich habe Schafgarben auf 3700 Metern Höhe in der Nähe von Mexico City im Februar hochwachsend und blühend vorgefunden. In Veracruz werden sie bei Durchfall und Koliken eingesetzt sowie bei stressbedingtem Bluthochdruck und um die Nerven zu beruhigen.[20]

In Peru wird die Pflanze unter dem Namen »Chonchon« schon immer bei Gastritis, Diabetes, Problemen mit dem Blut, zu hohem Cholesterin und äußerlich bei Hautinfektionen verwendet – und ebenfalls dafür, »böse Geister« auszutreiben.

In Brasilien wird die Pflanze unter dem Namen »Erva de Cortadura« (zu Deutsch etwa »Schnittkraut«) genutzt, um Wunden und Hautprobleme zu behandeln, aber auch Durchfall und andere gastrointestinale Probleme. Im nördlichen Amazonien wird Schafgarbe gegen Hämorrhoiden eingesetzt, als Mittel, den Eintritt der Monatsblutung anzuregen, und als Stimulanz. In Indonesien gilt die Pflanze als Anti-Malaria-Mittel.[21]

Erklärbar ist die Bandbreite der Anwendungen durch die Vielzahl der bioaktiven Substanzen in der Pflanze. Die moderne Wissenschaft ist dabei, die traditionellen Anwendungen der Volksmedizin, von Leberschutz bis Beruhigungsmittel, zu überprüfen, und ist in den meisten Fällen schon fündig geworden. Die jahrtausendealten Erkenntnisse weltweit werden gerade nach und nach von der modernen Wissenschaft bestätigt.

INFO

DIE VIELEN NAMEN DER SCHAFGARBE

Der Name »Schafgarbe« leitet sich vom altdeutschen Wort »garwe« ab, was »gesund machen« bedeutet. Volkstümliche Namen wie Gotteshand, Gotteskraut, Heil aller Schäden, Heil aller Welt, Allheilchrut, Allerweltsheilkraut, Grundheil, Herigottruckenkraut, Herrgottskraut oder Allesheiler bringen die Bedeutung und Vielseitigkeit dieser Heilpflanze in den Augen unserer Vorfahren gut zum Ausdruck.

Die Schafgarbe hat zahlreiche Namen, die auf ihre Bedeutung als Heilpflanze hinweisen, so unter anderem Bauchwehkraut, Beilhiebkraut, Blutkraut, Blutstillkraut oder Frauendank. Die Namen Schafgarbe, Schafrippenkraut oder Schafzunge weisen darauf hin, dass Schafe die Pflanze gern fressen, auch und gerade, wenn sie krank sind. Die Namen Rippenkraut und Fasankraut deuten auf die fiedrigen Blattformen hin, so auch der lateinische Beiname *millefolium* für »tausendblättrig«.

INFO

Volksnamen wie Beilhieb-, Stich- oder Soldatenkraut zeigen, dass die Schafgarbe früher insbesondere bei Wunden eingesetzt wurde, die durch Waffen aus Eisen verursacht worden waren. In Großbritannien wird Schafgarbe »Bloodwart«, »Carpenter's Grass« oder »Carpenter's Weed« genannt, weil sie Schnittwunden heilt, die beim Tischlern passieren können. In Brasilien heißt Schafgarbe ebenfalls »Erva dos Carpinteros«, also Schreinerkraut. Der Begriff »Zimmermannskraut« in verschiedenen Sprachen geht möglicherweise auf eine Legende zurück: Der heilige Joseph hatte bei seiner Arbeit als Zimmermann eine heftig blutende Wunde davongetragen. Das heilige Kind kam und brachte ihm Schafgarbe, um die Blutung zu stillen und die Wunde zu heilen.[22]

Aber auch das Weibliche kommt nicht zu kurz. Im Mittelalter wurde die Pflanze poetisch als »supercilium veneris«, Augenbraue der Venus, bezeichnet. Die Schafgarbe ist also nicht nur eine männliche Marspflanze, sondern auch ein venusbetontes Kraut. Namen wie Frauendank und Frauenkraut deuten auf die Wichtigkeit als Frauenheilpflanze hin.

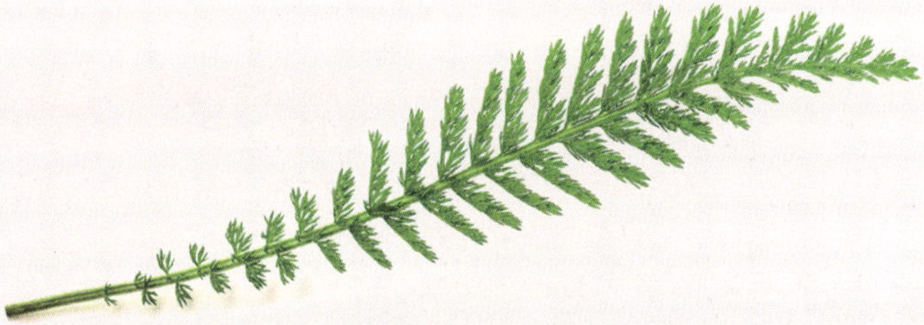

Die »Magie« der Pflanze

Es ranken sich viele Geschichten um die Schafgarbe. So finden sich auf römischen Grabplatten Darstellungen der Pflanze, die zu der Zeit unter anderem Sinnbild des Schlafes war, was auf die beruhigende Wirkung hinweist. Man legte im alten Rom Kindern zum leichten Einschlafen und für schöne Träume Schafgarbenstängel auf die Augen.

Bei den Sachsen, die um 500 vor Christi Geburt Großbritannien besiedelten, galt die Schafgarbe als »magisches Kraut«. Die Menschen trugen Amulette, die getrocknete Schafgarbe enthielten und sie gegen so gut wie alles schützen sollten.[23]

Die Schafgarbe wurde und wird in Europa und Asien zur Weissagung herangezogen, das heißt, man las darin. Für Orakel mit dem chinesischen I Ging, dem *Buch der*

Die Schafgarbe als magischer Helfer ...

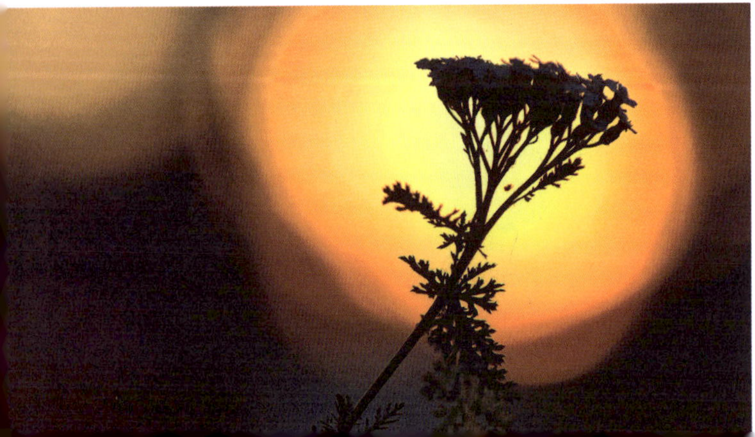

Wandlungen, verwendet man seit alters her getrocknete Schafgarbenstängel. In Europa standen Voraussagen in Liebesdingen im Vordergrund. Als Liebespflanze oder Pflanze der germanischen Liebes-Göttin Freya legten sich junge Frauen frisch gepflückte Schafgarbe unter das Kopfkissen, um in der Nacht von dem Mann zu träumen, den das Schicksal oder Gott für sie als Liebes- und Lebenspartner vorherbestimmt hatte. Ein gewöhnungsbedürftiges Liebesorakel bestand darin, dass ein verliebtes junges Mädchen einen Schafgarbenstängel dreimal in ihrer Nase herumdrehte. Bekam sie dadurch Nasenbluten, war ihr angeblich ihr Angebeteter hold. Schafgarbenstängel sind recht scharf und spitz, sodass man keine große Mühe aufwenden muss, um damit Nasenbluten hervorzurufen. In England wird die Schafgarbe auch »nose bleed«, Nasenbluter, genannt.

In unseren Breiten hat die Schafgarbe als Liebespflanze eine eher gegensätzliche Bedeutung. Wenn eine Frau früher einem Verehrer klarmachen wollte, dass dieser für sie nicht infrage kam, schickte sie ihm einen Korb, als »Schabab« bezeichnet, mit bestimmten Blumen als Zeichen der Zurückweisung. Er enthielt neben der Schafgarbe auch Jungfer im Grünen, Kreuzkraut, Kornrade, Kornblumen, Wegwarte und Augentrost. Augentrost, weil die Begehrte davon ausging, dass ihr Verehrer beim Korbempfang in Tränen ausbrach? Das Sprichwort »einen Korb bekommen« rührt jedenfalls von diesem Brauch her.

Der Schafgarbe sprach man eine Schutzwirkung zu, und zwar in der Gründonnerstagssuppe. Wer sie aß, sollte sich das ganze Jahr guter Gesundheit erfreuen und vor Schaden geschützt sein. Dass nach dem entbehrungsreichen Winter vitalstoffreiche Wildpflanzen wie die Schafgarbe das Immunsystem schnell stärkten, ist plausibel. Die Pflanze ist vielseitig, und auch im Äußeren sind die Gegenpole sichtbar: Die Blüten duften betörend süß, isst man sie, schmecken sie bitter wie Galle. Die Schafgarbe repräsentiert sozusagen Yin und Yang, die Vereinigung der Polaritäten oder Gegensätze. Vielleicht ist die Schafgarbe die Pflanze der Gegensätzlichkeiten. Sie bringt uns auch seelisch ins Gleichgewicht, in die Balance und hilft uns, alles Einseitige und Extreme loszulassen.

Angelockt vom Duft

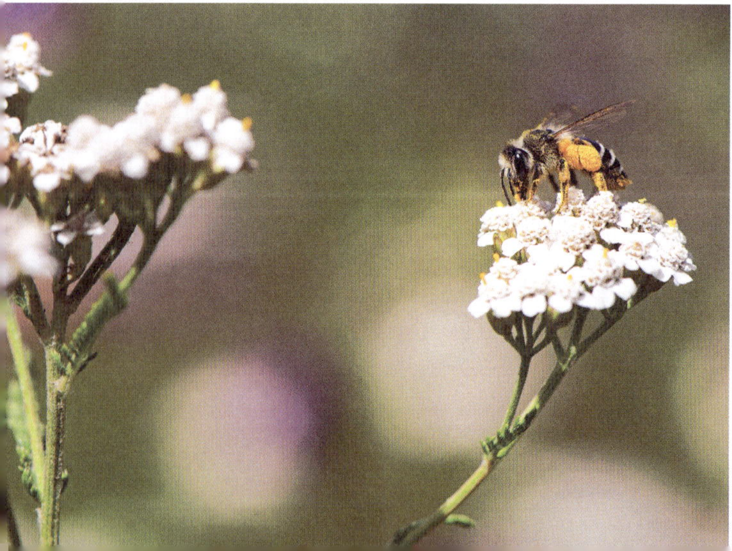

Zur Botanik der Schafgarbe

Die Schafgarbe gehört zur Ordnung der Asternartigen und Familie der Korbblütler oder *Asteraceae*. Der botanische Name *Achillea millefolium L.* bezieht sich auf ein sogenanntes »Aggregat«, eine Ansammlung von einer ganzen Reihe schwer unterscheidbarer Kleinarten.[24] Nicht alle diese Sippen enthalten das gesundheitlich wertvolle Proazulen und werden daher mit azulenreichen Sorten wie *Achillea asplenifolia, Achillea roseoalba* und *Achillea collina* gemischt. In der Arzneidroge muss mindestens 0,2 Prozent ätherisches Öl enthalten sein und mindestens 0,02 Prozent Proazulen, berechnet als Chamazulen.[25] Schafgarbendrogen stammen hauptsächlich aus Wildsammlungen in osteuropäischen Ländern, wo Proazulen-reiche Sippen wie zum Beispiel *Achillea collina* kultiviert werden.
Die Schafgarbenarten sind in den gemäßigten bis subtropischen Zonen Eurasiens beheimatet, einige Arten aber auch in Nordamerika und in Lateinamerika. Auch in den Alpen wachsen Schafgarben – und nördlich bis zum Polarkreis. Die Schafgarbe besiedelt unterschiedliche Standorte wie Äcker, Fettwiesen, Wegränder, Brachland und sogar Schutt.
Es gibt etwa 120 bis 200 Arten und zahlreiche Unterarten. Eine Art kommt nur in Sibirien vor. Zu den europäischen Arten zählen die Clusius-Schafgarbe, Bittere Schafgarbe/Steinraute, Goldquirlgarbe, Hügel-Wiesen-

schafgarbe, Meerfenchelblättrige/Kreideblättrige Schafgarbe, Moschus-Schafgarbe, Goldgarbe, Dolomiten-Schafgarbe, Zwergschafgarbe, Sumpfschafgarbe, Gelbe Schafgarbe und Großblättrige Schafgarbe. Im Folgenden ist immer die Gewöhnliche Wiesenschafgarbe bzw. Gemeine Schafgarbe *Achillea millefolium L.* gemeint, wenn nicht anders vermerkt, weil sie die am besten erforschte und heilkräftigste der Arten darstellt.

Selbst auf kurz gemähten Wiesen erkennt man die Schafgarbe leicht an ihren charakteristisch gefiederten Blättern. Sie sehen aus wie kleine Federn und bilden eine am Boden aufliegende Rosette. Charakteristische Merkmale der Schafgarbe sind neben den mehrfach fiederschnittigen Blättern die trugdoldig angeordneten Blütenkörbchen mit vielen Röhrenblüten und meist fünf

Gefiederte Blätter

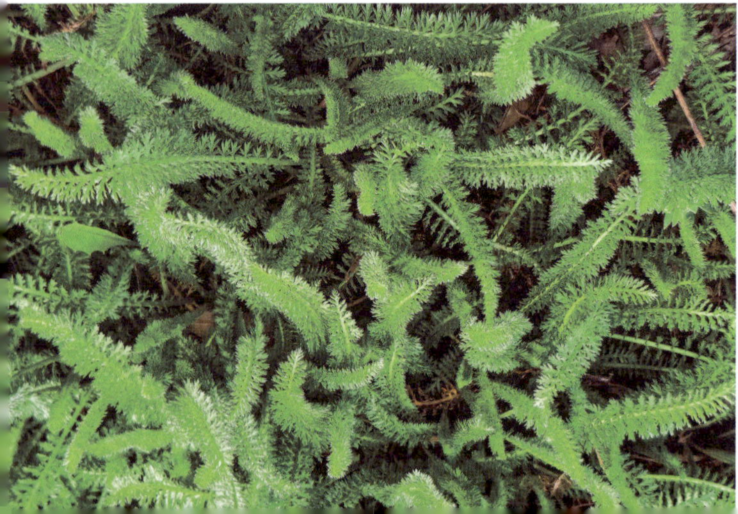

weißen bis rötlich-weißen Zungenblüten. Die Schafgarbe ist übrigens eng mit der Kamille verwandt, mit teils ähnlichen Inhaltsstoffen und Wirkungen.
Der glatte bis behaarte Stängel, der sich aus der Blattrosette entwickelt, ist zäh und innen markhaltig. Die Laubblätter sind gestielt bis sitzend und die Blattspreiten schmal und gefiedert. Die Stängel werden bis zu 80 Zentimeter lang und tragen von Juni bis Oktober weiße, cremeweiße oder rosa Blüten. Der Blütenstand besteht aus vielen kleinen körbchenförmigen Teilblütenständen. 10 bis 30 Hüllblätter stehen in zwei bis vier Reihen. Die Blütenkörbchen weisen einen Durchmesser von 2 bis 5 Millimeter auf und enthalten 15 bis 75 Röhren und meist drei bis fünf Zungenblüten.
Die Blüten täuschen auf doppelte Weise. Auf den ersten Blick sehen sie ähnlich aus wie Dolden, man möchte meinen, die Schafgarbe sei ein Doldenblütler. Die kleinen Einzelblüten sind tellerförmig in einer horizontalen Ebene angeordnet. Sie erinnern optisch an die kleinen Blüten von Edelweiß. Die Schafgarbe gehört aber zu den Korbblütlern. Was wie Einzelblüten in einer sogenannten Scheindolde aussieht, besteht in Wirklichkeit aus mehreren kleinen Blütchen, die so geformt und angeordnet sind, dass sie wie eine Blüte wirken.

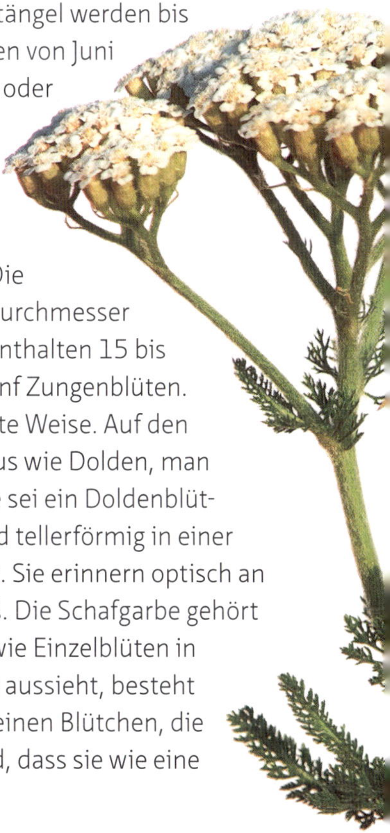

INFO

VERWECHSLUNGSGEFAHR!

Die Schafgarbe selbst ist völlig ungiftig, was für alle Pflanzenteile gilt. Der Blütenstand des Gierschs, ein Doldenblütler, ähnelt dem der Schafgarbe, die Blätter sind allerdings nicht gefiedert. Der Giersch ist ebenfalls eine essbare Wildpflanze, eine Verwechslung wäre daher völlig unproblematisch.

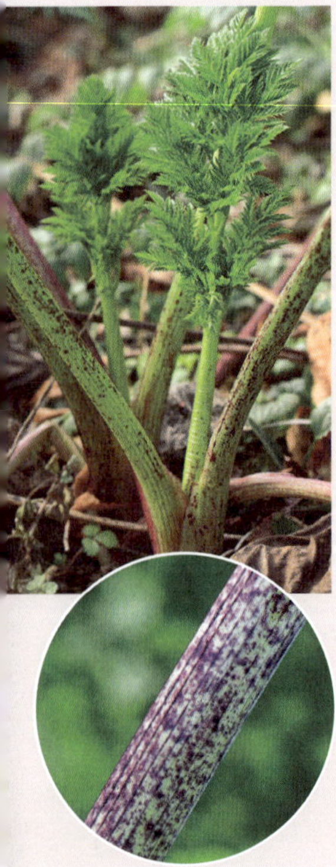

Anders sieht es aus mit dem Gefleckten Schierling im Jugendstadium. **Die Pflanze ist hochgiftig.** Ausgewachsen erreicht er mit bis zu zwei Metern eine deutlich größere Wuchshöhe. Schaut man die Blütenstände genau an, stellt man fest, dass es sich beim Gefleckten Schierling nicht um einen Korb-, sondern um einen Doldenblütler handelt. Alle blütentragenden Nebenachsen setzen gemeinsam an der Spitze der Sprossachsen an. Ein wichtiges Unterscheidungsmerkmal sind zudem die Stängel. Die des Gefleckten Schierlings sind glatt und bläulich bereift und im unteren Bereich rötlich gefleckt. Die Schafgarbe hat einen kantigen Stängel, der im oberen Bereich behaart ist und keinerlei Flecken aufweist. Auch hat der Gefleckte Schierling nicht wie die Schafgarbe gefiederte Blätter.

INFO

Ein weiteres Unterscheidungsmerkmal ist der Geruch: Der Gefleckte Schierling hat einen stechenden »Duft« nach Mäuseharn. Die Schafgarbe riecht dahingegen angenehm süßlich-herb.

Vielleicht könnte man die Schafgarbe noch mit dem Riesenbärenklau verwechseln. **Eine Berührung führt zu teils schweren Hautreizungen, UV-Strahlen sollten danach unbedingt vermieden werden.** Auch diese Pflanze ist aber deutlich größer als die Schafgarbe, sie erreicht eine Höhe von drei bis fünf Metern. Die Stängel sind dicker und haben rötliche Flecken. Für die eindeutige Identifizierung der Schafgarbe ist auch zur Unterscheidung vom Riesenbärenklau die charakteristische Form der Blätter nützlich: Die Blätter des Bärenklaus sind nicht wie bei der Schafgarbe fein gefiedert, sondern drei- bis fünfteilig und groß bis sehr groß.

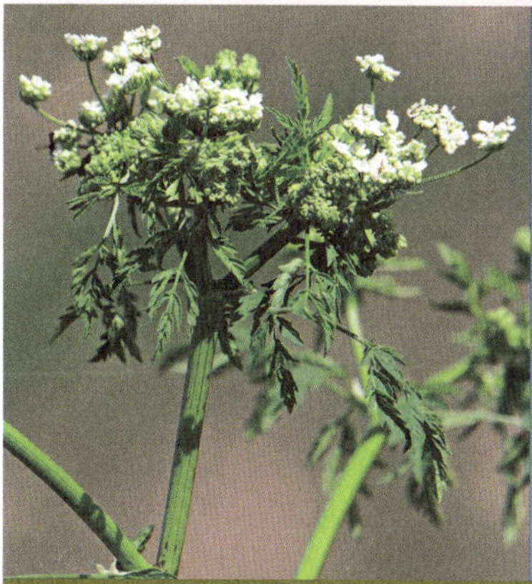

Gefleckter Schierling ☠

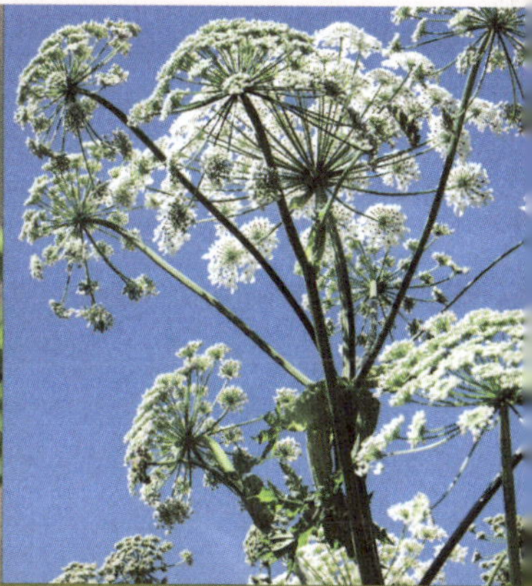

Riesenbärenklau

Die Ernte

Wer sich gut mit der Schafgarbe auskennt, kann die zarten Blättchen für Smoothies, Kräuterquark oder Salat schon ab April ernten. Wenn sie ab Ende Mai blühen, schneidet man die oberen zwei Drittel der Pflanze mit einer Schere ab, bündelt sie und hängt sie »kopfüber« drinnen auf, bis sie trocken sind und knistern. Dann kann man Blätter und Blüten abstribbeln, in große Einmachgläser füllen und in Papiertüten oder im Schrank lichtgeschützt lagern.
Schafgarbe hält sich als Zierblume bis zu zwei Wochen in der Vase und passt optisch sehr schön zu Septemberkraut, Borretsch, Frauenmantel und Farnkraut.

Der Anbau zu Hause

Es gibt wunderschöne Zier-Schafgarbenzüchtungen von Gelb bis zu allen möglichen Rosa- und Pinktönen. Die meisten Zierformen sind größer als die Wildform. Sie finden sie in jeder Gärtnerei. Diese Zierpflanzen sind zwar immer noch eine gute Insektenweide, aber sie haben längst nicht die Konzentration an gesundheitsfördernden Inhaltsstoffen wie ihre »wilden Verwandten«.
Die Gemeine Schafgarbe bekommen Sie als Samen oder Pflanze ebenfalls in jeder Gärtnerei und im Internet.
Wenn Sie aber sowieso vorhaben, Schafgarbe in Ihrem Garten oder auf Ihrem Balkon anzusiedeln, warum

greifen Sie nicht auf azulenreiche Sorten zurück? Der Vorteil dieser Schafgarben-Unterarten ist, dass sie auch für Menschen mit einer Allergie gegen Korbblütler verträglich und noch heilkräftiger sind als die azulenfreien Sorten. Azulenreiche und allergenfreie Sorten sind die Blassrote Wiesen-Schafgarbe *Achillea roseoalba*, die gelb bis gelblich-weiß blühende Alpenschafgarbe *Achillea alpestris*, die weiß blühende Hügel-Wiesenschafgarbe *Achillea collina* und die weiß und rosa blühende Hirschzungen-Schafgarbe *Achillea asplenifolia*. Samen von azulenreichen und allergenfreien Sorten gibt es bei der *Südflora Baumschule*. Diese Schafgarben-Kleinsorten baut auch die Firma *Kasimir & Lieselotte* an. Lesen Sie hierzu nach auf Seite 55.

Schafgarbe ist eine pflegeleichte Pflanze. Wo keine andere Pflanze gut gedeiht, probieren Sie es mit Schafgarbe! Sie wächst schnell, verträgt Trockenheit und ist

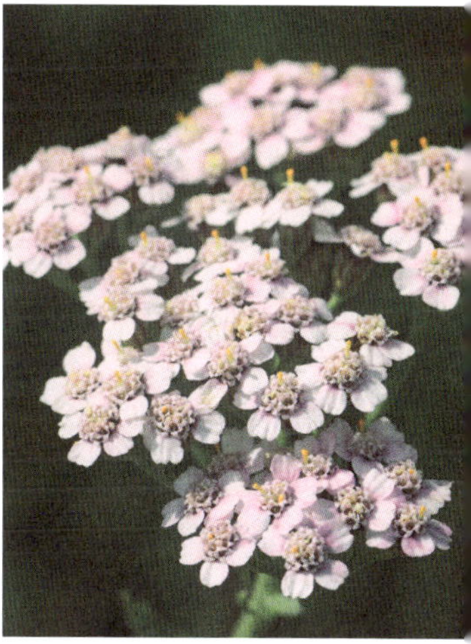

Achillea roseoalba

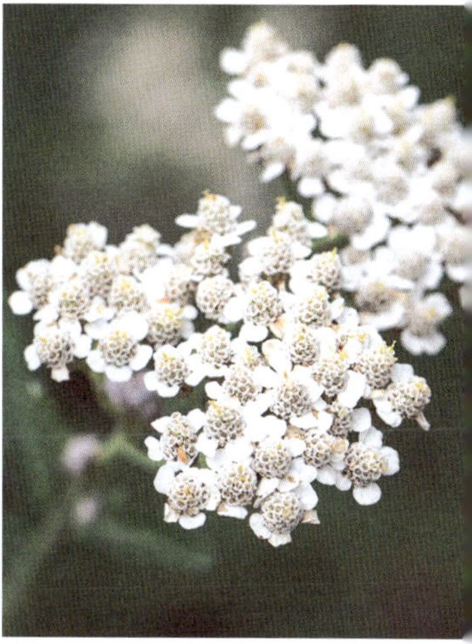

Achillea collina

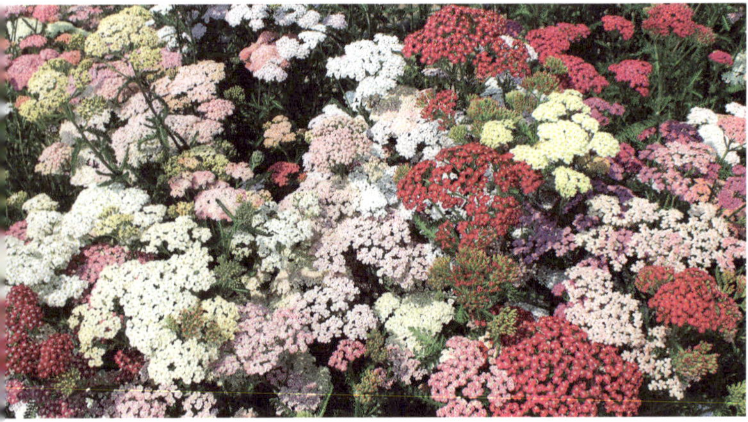

Herrliche Farbenpracht

sonnenliebend. Ihr Garten oder Balkon wird monatelang zu einem Insektenmagnet.
Wichtig ist eine gute Drainage, die Pflanze mag keine Staunässe. Wenn Sie sie in einen Topf pflanzen, wählen Sie ein großes Gefäß mit mindestens zwanzig Litern Fassungsvermögen wegen der langen Wurzeln, und bedecken Sie den Boden mit einer Kiesschicht als Drainage. Die Aussaat erfolgt ab März im Haus oder ab April direkt in die Erde. Die Samen auf Anzuchterde verteilen und andrücken und nur ganz leicht mit Erde bedecken, denn Schafgarbe gehört zu den Lichtkeimern. Halten Sie die Samen mit einem Wäschesprüher feucht. Die Keimung erfolgt rasch und zuverlässig. Eine gute Nachricht: Nacktschnecken mögen Schafgarbe nicht, sie lassen sie links liegen.

Ein Plus für Wild-, Haus- und Nutztiere

Durch ihren intensiven Duft und ihr großes Angebot an Pollen und Nektar über Monate hinweg – von Juni bis Oktober – stellt die Schafgarbe eine wichtige Nahrungsquelle für Wildbienen, Bienen, Hummeln, Schmetterlinge, Marienkäfer und andere Insekten dar. Die hervortretenden gelben Griffel mit den Narben sind für Insekten leicht zugänglich. Wenn diese an den Nektar gelangen möchten und Pollen tragen, kommen sie fast zwangsläufig mit den Narben in Berührung und bestäuben die Pflanze. 28 verschiedene Wildbienenarten fliegen Schafgarben an, darunter die Rainfarn-Maskenbiene, die Gemeine Löcherbiene und die Gewöhnliche Schmalbiene. Auch dem Dukaten-Feuerfalter, einigen Schecken- und Zipfelfaltern dient die Schafgarbe als Nektarpflanze. Insgesamt wurden mehr als 30 Falterarten an den Pflanzen beobachtet; die Schafgarbe ist Futterpflanze der Raupen von diversen Eulen-, Spanner- und Spinnerarten.
Wer Schafgarben nach der Sommerblüte zurückschneidet, löst dadurch eine zweite Blüte aus, sodass sie ein besonders langes Pollenangebot bis in den Spätherbst hinein bieten. Aber auch im Winter ist die Schafgarbe für Insekten sehr wichtig. Sie dient ihnen als Winterquartier. Daher ist es eine gute Idee für Insektenfreunde,

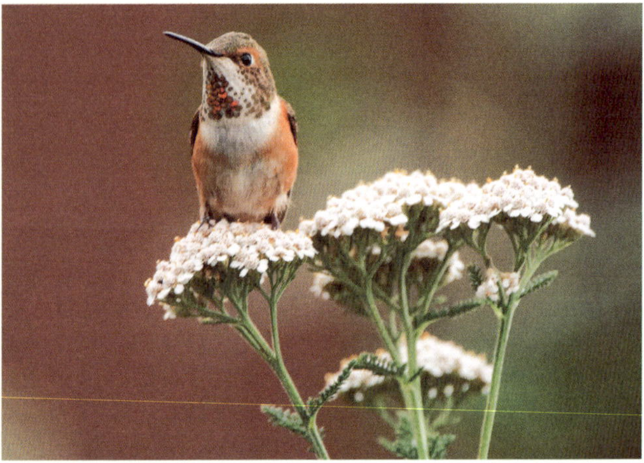

Auch Kolibris lieben die Schafgarbe.

wenn sie ihre Schafgarbe erst im nächsten Frühjahr vor dem Neuaustrieb zurückschneiden. Dies gilt natürlich auch für andere Pflanzen, wie z. B. die Nachtkerzen.[26]
Stare und andere Vögel verwenden gern Schafgarbe für ihren Nestbau, weil der Duft Parasiten vertreibt. Auch dem Eisvogel dient die Schafgarbe als Nektar- und Futterpflanze. Die Früchte der Schafgarbe sind sogenannte Nüsschen, die mit einer trockenen Wand (Perikarp) versehen sind und vom Wind leicht fortgetragen werden können. Sie verbreiten sich auch, indem sie von Tieren als Nahrung verschluckt und über den Verdauungstrakt wieder ausgeschieden werden.[27]
Auch für die Gesundheitsprophylaxe von Nutztieren ist Schafgarbe geeignet. In einer Befragung von Bauern in

British Columbia, Kanada, die Wiederkäuer halten, kam heraus, dass viele Bauern Wunden bei ihren Tieren mit Schafgarbe behandeln, aber auch Euterentzündungen und Geschwüre.[28]

Es gibt viele Nahrungsergänzungsmittel für Pferde auf Schafgarbenbasis, weil Schafgarbe die Verdauung optimiert und die gefürchteten Koliken verhindert oder abmildert (Beispiele von Anbietern sind Firmen wie *Masterhorse, Krauterie, Kräuterwiese, Inropharm Natural Feed, Hof in der Au*). Schafgarbe wirkt krampflösend, entzündungshemmend und verdauungsfördernd, da durch die Bitterstoffe die Sekretion von Magensäften angeregt wird. Auch für Hunde werden Nahrungsergänzungen dieser Art angeboten.

Tierheilpraktiker schwören auf die Schafgarbe als Zusatzfutter für Pferde, Hunde, Katzen und Geflügel und Nagetiere wie Meerschweinchen und Kaninchen. Die Schafgarbe soll auch für eine gute Durchblutung der Keimdrüsen sorgen und damit die Fruchtbarkeit erhöhen. »Die pflegende und schützende Wirkung auf die Schleimhäute macht die Schafgarbe einfach unentbehrlich.«[29] Wenn eine Katze gesund ist, braucht sie nichts Pflanzliches außer Gras. Viele Tierheilpraktiker und Tierärzte therapieren aber kranke Katzen auch mit Heilkräutern wie Kamille oder Schafgarbe, zum Beispiel bei Darmkrämpfen. Eine Übersichtsstudie und viele Einzelstudien dokumentieren, dass Schafgarbe für Tiere wirksam und sicher ist.[30]

Die Inhaltsstoffe und ihre gesundheitliche Bedeutung

Schafgarbenblätter, -blüten und -stiele sind reich an Eiweiß, gesunden Fettsäuren, Mineralstoffen und Kohlenhydraten sowie bioaktiven Substanzen. Mehr als 120 gesundheitlich bedeutsame Inhaltsstoffe wurden bisher identifiziert.[31] 85 bis 90 Prozent der Schafgarbe bestehen im frischen Zustand aus Wasser. Die Schafgarbe hat nur 37 Kilokalorien pro 100 g und enthält 0,6 g Fette und 6,4 g Kohlenhydrate einschließlich der Ballaststoffe. An hochwertigem Eiweiß hat die Schafgarbe 1,4 Gramm pro 100 g zu bieten.[32]

Mineralstoffe und Spurenelemente

Die oberirdischen Pflanzenteile enthalten Eisen, Zink, Kalium, Calcium, Schwefel, Mangan und Bor in konzentrierter Form. Eisen ist wichtig für die Blutbildung sowie zum Aufbau von Hormonen und Neurotransmittern. Bei Eisenmangel sind wir antriebsschwach und nicht belastbar. Auch Zink ist für die Enzymbildung wichtig und an mehr als 200 enzymatischen Prozessen beteiligt. Außerdem braucht der Körper diesen Mineralstoff für ein fittes Immunsystem, für die Erneuerung gesunder Zellen und für die Wundheilung. Zink hilft, Nerven, Gehirn und Muskeln zu koordinieren. Kalium sorgt als

Gegenspieler zu Natrium für ein ausgewogenes Säure-Basen-Gleichgewicht und nimmt eine wichtige Rolle bei der Entspannung des Herzmuskels ein. Dieser Mineralstoff ist außerdem notwendig zur Verstoffwechselung von Kohlenhydraten und zur Synthese körpereigener Eiweiße. Calcium stärkt Knochen, Zähne, Haare und Nägel; Calcium aus pflanzlichen Quellen wird im Körper rückstandsloser verstoffwechselt als Calcium aus tierischen, welche oftmals Purine enthalten. Schwefelverbindungen ziehen freie Radikale, aggressive Sauerstoffverbindungen, aus dem Verkehr und machen sie unschädlich. Sie entgiften außerdem den Körper, stärken das Immunsystem und gleichen einen zu hohen Blutzuckerspiegel aus. Bor fördert die Einlagerung von Calcium in die Knochen und regeneriert die Zellen.

Getrocknete Blätter und Blüten

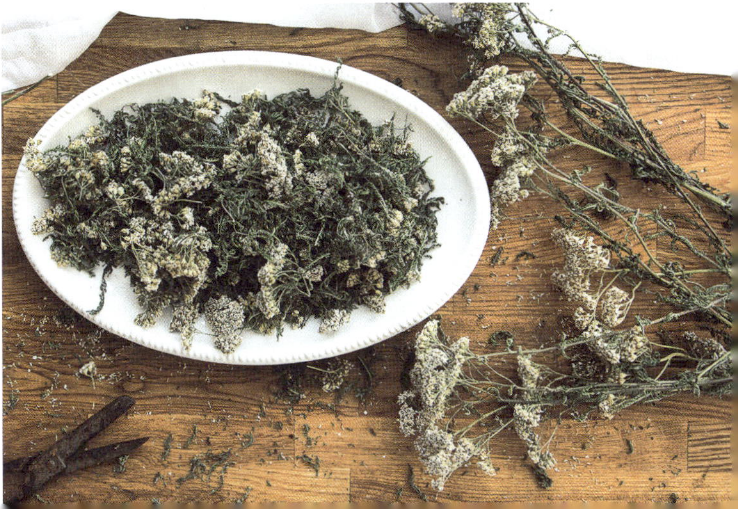

Kohlenhydrate

An Kohlenhydraten finden sich in Schafgarbe vor allem Galactose, Glucose, Sucrose, Arabinose, Inositol, Mannitol.

Eiweiß

Die Schafgarbe besitzt hochwertiges Eiweiß, vor allem Alanin, Glutaminsäure, Histidin, Leucin, Lysin und viele weitere.[33] Diese Aminosäuren spielen unter anderem eine wichtige Rolle in zahlreichen Stoffwechselprozessen, unterstützen das Immunsystem und dienen oftmals als Energielieferanten.

Vitamine

Schafgarbe verfügt über viel Vitamin C, welches das Immunsystem stärkt und antioxidativ wirkt, und über B-Vitamine, die das Nervensystem unterstützen. Vitamin B1 (Thiamin) in der Schafgarbe ist wichtig für den Energiestoffwechsel, ebenso wie Vitamin B2 (Riboflavin) und Vitamin B3 (Niacin). Riboflavin ist außerdem notwendig für eine gesunde Haut. Vitamin B6 (Pyridoxin) wird gebraucht für den Aminosäurestoffwechsel und für die Bildung von Neurotransmittern. Vitamin B9 (Folsäure) ist essenziell für die Zellteilung und die DNA-Synthese. Vitamin K dient der Blutgerinnung und Wundheilung und dem Transport von Vitamin D.

Fettsäuren

Schafgarbe enthält gesunde Fettsäuren wie Linol-, Myristin- und Palmsäure. Linolsäure gehört zu den essenziellen Fettsäuren, die der Körper über die Nahrung aufnehmen muss; sie ist wichtig für stabile und durchlässige Zellmembranen, die Herzgesundheit und gute Cholesterinwerte, weil sie den Wert des schädlichen LDL-Cholesterins senkt. Damit kann diese Fettsäure dazu beitragen, einen zu hohen Blutdruck in den Griff zu bekommen. Linolsäure ist außerdem bedeutsam für die Stärkung der Hautbarriere und deren Feuchtigkeitsgehalt. Myristinsäure ist ein bekannter Inhaltsstoff von Kokosöl und wirkt antifungal, antimikrobiell sowie antientzündlich. Palmsäure dient der Energiegewinnung im Körper, schützt die Haut und hält sie elastisch.

Chlorophyll

Die Blätter und die Stiele der Schafgarbe sind dunkelgrün, ein Zeichen, dass sie viel Chlorophyll in sich tragen. Der grüne Pflanzenfarbstoff wirkt antioxidativ, antibakteriell, antikarzinogen bei Dickdarm- und Leberkrebs[34] und generell antimutagen, also gegen Veränderungen der DNA. Chlorophyll sorgt für eine bessere Sauerstoffversorgung der Zellen und bindet Kohlenwasserstoffe, Toxine von Schimmelpilzen sowie Schwermetalle.

Ballaststoffe

Ballaststoffe sind alles andere als Ballast für den Körper! Statt der empfohlenen 30 Gramm nimmt der Durchschnittsbürger nur etwa 12 Gramm Ballaststoffe zu sich. Unsere Vorfahren in der Steinzeit haben noch etwa 100 Gramm Ballaststoffe über die Nahrung aufgenommen. Ballaststoffe erhöhen das Stuhlvolumen und sorgen dadurch für eine gesunde Verdauung. Sie fördern die Bildung eines gesunden Mikrobioms, indem sie physiologischen Darmbakterien als »Futter« dienen. Eine gesunde Darmflora ist unter anderem wichtig für ein fittes Immunsystem und eine gesunde Psyche. Das Mikrobiom bildet nämlich Neurotransmitter wie Dopamin und Serotonin. Man spricht daher auch vom »Bauchhirn«.

Bitterstoffe

Schafgarbenblätter sind bitter, die lieblich duftenden Blüten sogar noch bitterer. Viele mischen daher Schafgarbentee mit Pfefferminze oder süßen ihn mit Stevia. Bitterstoffe wurden aus vielen Kulturgemüse- und Obstsorten herausgezüchtet. Sie sind aber wichtig für einen optimalen Stoffwechsel, fördern die Sekretion von Magen- und Gallensaft, bremsen Fäulnisprozesse im Darm aus, regenerieren die Darmflora und helfen bei Reizdarm sowie chronisch entzündlichen Darm- und Hauterkrankungen.[35] Sie verhindern Pilzinfektionen,

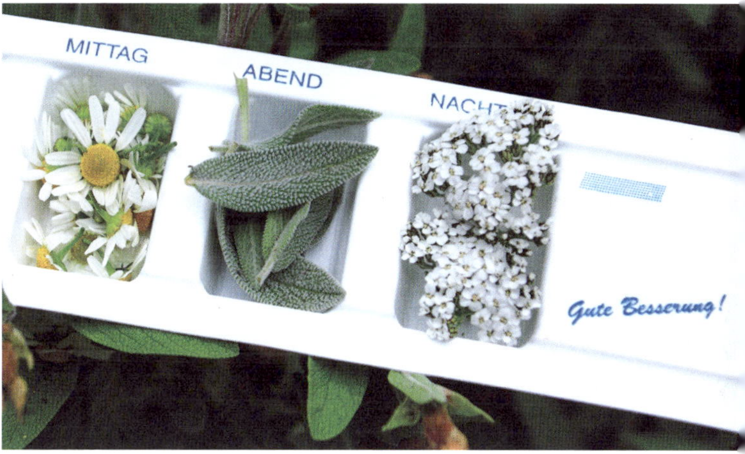

Die Schlafqualität wird verbessert.

stärken die Funktion von Bauchspeicheldrüse, Leber sowie anderen Drüsen und Entgiftungsorganen. Bitterstoffe helfen bei der Fettverdauung und verringern die Lust auf Süßes. Einige der Bitterstoffe, die sich in der Schafgarbe finden, beruhigen sogar das Nervensystem und verbessern die Schlafqualität.
Rezeptoren für Bitterstoffe finden sich nicht nur auf der Zunge, sondern auch im Darm und in den weißen Blutkörperchen. Dies zeigt die Bedeutung von Bitterstoffen für den menschlichen Organismus.
Der bittere Geschmack von Schafgarbenblüten und -blättern beruht hauptsächlich, aber nicht nur auf den Sesquiterpenlactonen. Zu den Bitterstoffen gehören Gerbstoffe oder Tannine aus der Familie der Polypheno-

le, so zum Beispiel Gallotannine und Catechintannine. Sie erleichtern die Fettverdauung durch Emulgierung, reduzieren Völlegefühl und Blähungen nach Mahlzeiten und können der Bildung von Gallensteinen vorbeugen. Sie stärken die Leber, indem sie ihr erleichtern, Giftstoffe auszuscheiden, und können der Entwicklung einer Fettleber vorbeugen. Außerdem können sie Verstopfung entgegenwirken. Der Körper kann Giftstoffe besser ausscheiden, und die Entgiftungsfähigkeit von Zellen und Gewebe wird erhöht. Sesquiterpene wirken außerdem antitumoral, antimikrobiell, schmerzlindernd, antioxidativ, neuroprotektiv und herzstärkend, sie fördern die Wundheilung und optimieren das Immunsystem. Die Bitterstoffe in Schafgarbe sind hochkonzentriert und werden nur noch vom Einjährigen Beifuß, der Löwenzahnwurzel, der Wegwarte und dem Wermut übertroffen. Die Konzentrationen der einzelnen Inhaltsstoffe variieren stark nach Faktoren wie Erntezeitpunkt, Bodenbeschaffenheit, Klima und der Höhe über dem Meeresspiegel des Anbaugebiets.

Bioaktive Substanzen/ sekundäre Pflanzenstoffe

Der Begriff »sekundäre« Pflanzenstoffe kommt in meinen Augen zu Recht immer mehr aus der Mode. Pflanzenbegleitstoffe sind nämlich genauso wichtig wie Vitamine (»Lebens«-Stoffe). Schafgarbe stellt ein Füll-

horn an bioaktiven Substanzen dar – mit einer Vielfalt von gesundheitlich nützlichen Wirkungen. Die meisten der Pflanzenbegleitstoffe wirken antioxidativ, das heißt, freie Radikale werden daran gehindert, Zellen zu zerstören. Jede Körperzelle wird durchschnittlich täglich 10 000-mal von freien Radikalen attackiert.
Es gibt große Gruppen von bioaktiven Substanzen, mehr als 100 000 wurden bisher identifiziert. Die im Folgenden erwähnten kommen alle in der Schafgarbe vor.
Zu den Polyphenolen gehören Phenolsäuren, Flavonoide, Tannine und Phytoöstrogene. Zu den Phenolsäuren – in der Schafgarbe 0,5 bis 1,3 Prozent – zählt neben Kaffeesäure, Chlorogensäure und Isochlorogensäure auch Salicylsäure, die Bestandteil des Schmerzmittels Aspirin ist. Salicylsäure wirkt schmerzlindernd, aber auch antioxidativ und neuroprotektiv, das heißt, sie schützt die Nervenzellen im Gehirn vor Degeneration.
Kaffeesäure ist ebenfalls eine Phenolsäure und wirkt entzündungshemmend, antitumoral und antioxidativ. Sie schützt außerdem die Haut vor Schäden durch ultraviolette Strahlung. Chlorogensäure, eine weitere Phenolsäure in Schafgarbe, optimiert die Verdauung und sorgt für einen ausgeglichenen Blutzuckerspiegel, indem es die Absorption von Glukose und die Umwandlung von Glykogen in Glukose in der Leber verlangsamt. Chlorogensäure unterbindet auch das Wachstum von Tumorzellen. Kaffeesäure und Chlorogensäure wirken bedeutend stärker antioxidativ als Vitamin C und Vitamin E.

Zur großen Gruppe der etwa 6500 Flavonoide gehören Flavonole wie Kaempferol, Quercetin und Catechin sowie Flavone wie Apigenin. Sie wirken antiallergisch, antiviral, antimikrobiell, antioxidativ und antikanzerogen und bremsen Entzündungen aus. Catechine sind besonders hilfreich bei rheumatoider Arthritis und chronisch entzündlichen Darmerkrankungen und wirken ebenfalls antibakteriell, antiviral und antioxidativ.[36] Das Flavonol Quercetin schützt Lipide, Proteine und die DNA vor Oxidation und ist besonders wirksam gegen Dickdarmkrebs.[37] Es beugt Diabetes vor, stärkt das Herz, bremst Entzündungen aus und hilft bei rheumatoider Arthritis sowie bei Darmerkrankungen.[38] Schafgarbe ist reich an Flavonoiden – 0,07 bis 1,8 Prozent – wie Rutin, Artemetin, Apigenin, Luteolin, Isorhamnetin sowie Quercetin-Glykosiden. In der Schafgarbe finden sich außerdem Tannine, Cumarine, Sterole einschließlich Beta-Sitosterol und Alkaloide wie Achillein, Betain, Cholin, Moschatin und Trigonellin.

Diese Flavonoide beugen neurodegenerativen Symptomen von Krankheiten wie Multiple Sklerose, Alzheimer, Parkinson, Herzinfarkt und Epilepsie vor oder schwächen sie ab.[39] Luteolin fördert außerdem den Gallenfluss. Dadurch wird mehr körpereigenes Cholesterin ausgeschieden, was sich günstig auf die Blut-Cholesterinwerte auswirken kann. Hohe Blut-Cholesterinwerte, insbesondere hohe LDL-Cholesterinwerte, sind ein Risikofaktor für Arteriosklerose und damit Bluthochdruck, der wiede-

rum einen Risikofaktor für Schlaganfall und Herzinfarkt darstellt.
Apigenin und Luteolin wirken krampflösend zum Beispiel bei Menstruations- und Darmkrämpfen und gleichen die Östrogenaktivität aus, was wichtig in den Wechseljahren ist.[40] Außerdem schützen sie vor freien Radikalen, beugen Herz-Kreislauf-Erkrankungen und altersbedingten Krankheiten vor.[41]
Das Flavonoid Kaempferol hat sich bei In-vitro- und In-vivo-Studien als wirksam gegen Brustkrebs erwiesen,[42] indem es das Zellwachstum und die Zellvermehrung sowie die Streuung der Krebszellen im Körper hemmt und ein Apoptose-Programm in der Zelle auslöst, also ein »Selbstmordprogramm«. Auch weitere sekundäre Pflanzenstoffe in der Schafgarbe wie Linalool, Apigenin und p-Cymol wirken antitumoral, also krebshemmend.[43]

Chemische Analyse der Inhaltsstoffe

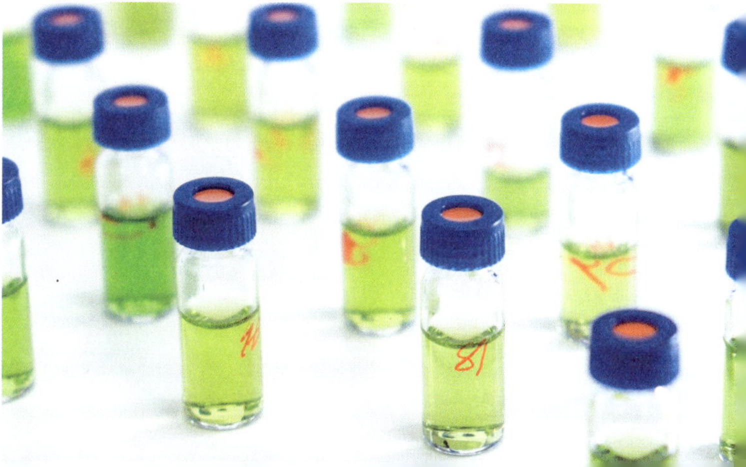

In der Schafgarbe findet sich Resveratrol, ein Phytoöstrogen, das sich konzentriert in Trauben, Preiselbeeren und Johannisbeeren zeigt.[44] Resveratrol wirkt als Antioxidans und Antidiabetikum und verbessert die Darmflora. Entzündungen können besser ausheilen, ein zu hoher Blutdruck kann sinken. Es zeigt auch eine krebshemmende Wirkung bei verschiedenen Krebsarten. Tannine in Schafgarbe setzen Ellagsäure frei, ein starkes Antioxidans mit antimikrobieller Wirkung und günstigem Einfluss auf das Mikrobiom.

Die bereits erwähnten Phytosterole wirken positiv bei Allergien, Asthma, Schuppenflechte, rheumatoider Arthritis, Migräne, Menstruationsbeschwerden, Geschwüren, Erschöpfung, neurologischen Störungen und Haarausfall. Sie vermindern das Risiko für Herz-Kreislauf-Erkrankungen wie Schlaganfall und Herzinfarkt.[45] Das gilt insbesondere für Beta-Sitosterol, das auch als »Wunderwaffe zum Schutz des Herzens« bezeichnet wird: Es senkt die Konzentration des »schlechten« LDL-Cholesterins – und verhindert dessen Aufnahme aus Lebensmitteln, sodass sich die Blutfettwerte verbessern und das Risiko für Arteriosklerose sinkt. Darüber hinaus stärkt das Sterin das Immunsystem, wirkt Entzündungen und Krebs entgegen und normalisiert den Blutzuckerspiegel.

Saponine gehören zu der Gruppe der Triterpene. Sie zählen zu den Bitterstoffen. Indem sie die Fähigkeit zur Teilung, die DNA-Synthese und das Wachstum von

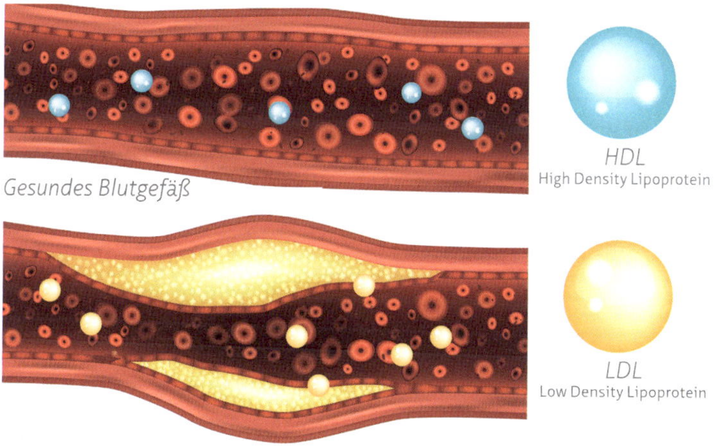

Schlechte Blutfettwerte erhöhen das Arteriosklerose-Risiko.

Krebszellen im Dickdarm hemmen, senken sie das Risiko für Darmkrebs.[46] Sie wirken außerdem cholesterinhemmend und verringern das Risiko für Herz-Kreislauf-Erkrankungen. Außerdem wirken sie immunmodulierend, das heißt, sie optimieren die Immunantwort.[47] Weiße Blüten enthalten mehr antioxidativ wirkende Inhaltsstoffe als rosa- oder andersfarbige und haben noch mehr wertvolle Inhaltsstoffe als Blätter. Wild wachsende Schafgarbe ist noch gesünder als im Garten kultivierte, weil sie in der Wildnis den Überlebenskampf führen und sich gegenüber anderen Pflanzen durchsetzen muss. Was auch nicht überrascht, ist, dass wilde Schafgarbe in höheren Höhen und auf sandigeren Böden mehr gesundheitsfördernde Inhaltsstoffe entwickelt als

in niedrigen Lagen. Weit oben, in den Alpen oder Pyrenäen, ist die UV-Strahlung ungleich höher, und die Pflanze schützt sich mit bioaktiven Substanzen dagegen.[48]
Bei insgesamt rund 100 000 Phytochemikalien und etwa 120 bis 140 gesundheitlich relevanten Inhaltsstoffen, die in der Schafgarbe bisher entdeckt wurden, erhebt dieses Kapitel keinen Anspruch auf Vollständigkeit. Bitte beachten Sie, dass viele der Inhaltsstoffe synergetisch zusammenwirken, das heißt, ihre gesundheitlichen Wirkungen gegenseitig verstärken. Zusammenfassend kann ich sagen: Die Schafgarbe hilft, gesund zu werden und zu bleiben. Das ist bedeutsam, weil unsere Nahrungsmittel immer vitalstoffärmer werden. Mit Schafgarbe und anderen essbaren Wildpflanzen sind Sie auf der sicheren Seite, was Ihren Vitalstoffbedarf betrifft.

Wildpfanzen im Salat – ein gesunder Genuss

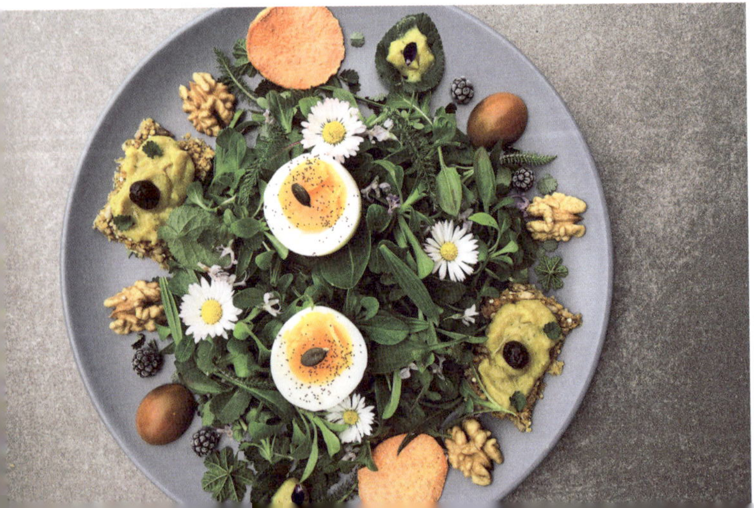

Ätherische Öle

Die Schafgarbe enthält zu 0,1 bis 1,4 Prozent ätherisches Öl, kultivierte Sorten sogar bis zu 5,8 Prozent. Die exakte Zusammensetzung des ätherischen Öls wird stark vom morphologischen Typ bestimmt. Hauptsächlich, zu fast 100 Prozent, besteht das ätherische Öl der Schafgarbe aus Monoterpenen wie Pinen, Sabinen, Cineol und Campher, aber auch aus Sesquiterpenen wie Beta-Caryophyllen und Germacren. Spezielle Vertreter von Sesquiterpenlactonen sind die sogenannten Proazulene, das sind Guaianolid-Derivate. Proazulene werden leicht in das blau gefärbte Azulen umgewandelt.

Bereits 1719 wurde das »blaue flüchtige Öl« Azulen in Schafgarbe entdeckt und 1863 erstmals isoliert.[49] »Azul« heißt auf Spanisch »blau«. Für die bläuliche Färbung ist das Molekül Chromophor verantwortlich, das Licht mit einer besonderen Wellenlänge absorbiert und als Ergebnis farbig strahlt. Die Struktur von Azulen wurde 1937 vom späteren Nobelpreisträger in Chemie Lavoslav Ružička entdeckt. Durchschnittlich entfallen 15 Prozent, maximal 40 Prozent des ätherischen Öls auf Proazulen, woraus man mittels Wasserdampfdestillation Chamazulen gewinnt. Die Leitsubstanz von Proazulenen ist Achillicin; es wirkt entzündungshemmend, fördert die Wundheilung, reguliert den Menstruationszyklus, fördert die Verdauung und wirkt antioxidativ, antimikrobiell, beruhigend und stresslindernd.

Im *Europäischen Arzneibuch* wird ein Mindestgehalt an ätherischem Öl von 0,2 Prozent und den medizinisch wirksamen Proazulenen von 0,02 Prozent, berechnet als blaues Chamazulen, als Qualitätsmerkmal festgelegt. Azulenfreie Schafgarbe kommt nicht als offizielle Arzneidroge in den Verkehr. Azulene wirken entzündungshemmend, antioxidativ, antiseptisch, antibakteriell, antitumoral, leberschützend und krampflösend. Sie wirken Ödemen entgegen und dabei sogar stärker als das Medikament *Matricin*.[50] Schafgarbe wird wegen der krampflösenden Wirkung des Azulens und der schmerzdämpfenden Wirkung ihrer Salicylsäure zur Linderung von Menstruationsschmerzen und Darmkrämpfen eingesetzt. Azulene und ihre Derivate schützen vor Mundschleimhautentzündungen (z. B. aufgrund von Chemotherapie) bzw. lindern deren Symptome,[51] fördern die Wundheilung und die Regeneration von Hautgewebe. In qualitativ hochwertiger Schafgarbe kann der Gehalt an Azulenen höher sein als in Kamille.

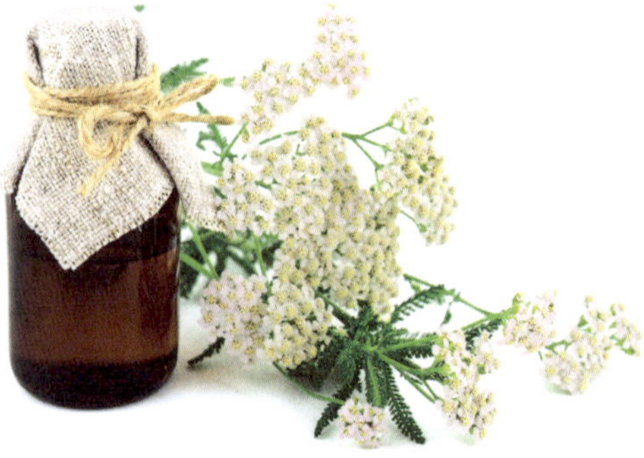

Allergisch auf Schafgarbe?

Das *Botanical Safety Handbook* klassifiziert Schafgarbe als »Sicherheitsklasse 1 Kraut«, eine Pflanze, die sicher konsumiert werden kann.[52] In der *Kommission E Monografie* werden keinerlei Nebenwirkungen von Schafgarbe aufgeführt, auch sind keine Interaktionen mit Medikamenten bekannt.[53] Die *Kommission E* ist eine selbstständige wissenschaftliche Sachverständigenkommission für pflanzliche Arzneimittel.[54]

Es gibt wenige Menschen, die gegen Korbblütler allergisch sind. Wer eine Allergie gegen Korbblütler wie Kopfsalat, Artischocke oder Chicorée hat, sollte sicherheitshalber um nicht genau deklarierte Schafgarbenprodukte einen Bogen machen. Im Falle einer bestehenden Allergie können bei äußerlicher Anwendung juckende Hautveränderungen mit Bläschenbildung, eine sogenannte Schafgarbendermatitis, auftreten.[55]

Alle proazulenhaltigen Sippen haben kein Allergiepotenzial, weil sie frei von allergenen Sesquiterpenen mit einer Alpha-Methylen-Gamma-Lakton-Teilstruktur sind[56] (dabei geht es um das potenziell allergene Alpha-Peroxyachifolid, ein Guajanoid). Proazulenhaltige Sippen sind zum Beispiel die rosa oder weiß blühende Hirschzungen-Schafgarbe *Achillea asplenifolia*, die Blassrote Wiesenschafgarbe *Achillea roseoalba*, und *Achillea collina*, die weißblühende Hügel-Wiesenschafgarbe.[57] Die rosa blühende Alpenschafgarbe *Achillea alpestris* enthält

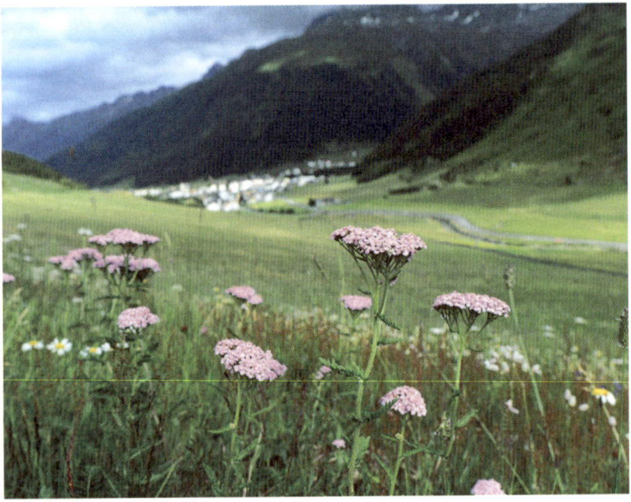

Die rosa blühende Alpenschafgarbe in Tirol

ebenfalls Azulen. Proazulenreiche Sippen werden auch in Europa kultiviert; Samen und Pflanzen dieser allergenfreien und azulenreichen Kleinsorten bekommen Sie bei der *Südflora Baumschule*, Produkte aus diesen Sorten bei *Kasimir & Lieselotte* (Adressen siehe Seite 149).
In der 11. Auflage des *Europäischen Arzneibuches* ist die Schafgarbe für pharmazeutische Zwecke detailliert auf europäischer Ebene festgehalten. Danach muss das ätherische Öl zu mindestens 0,2 Prozent in der Droge enthalten sein und der Proazulengehalt mindestens 0,02 Prozent betragen. Erst dann hat ein Schafgarbenprodukt Arzneimittelqualität und darf in Apotheken verkauft werden. Viele der Schafgarbensippen enthalten

kein Proazulen. Der Großhandel bezieht die Schafgarbe aus unterschiedlichen Quellen und stellt die Qualität durch den Verschnitt der unterschiedlichen Arten sicher. Die im Handel befindliche Arzneiware besteht also aus einem Gemisch von proazulenhaltigen und proazulenfreien Sippen.[58] Das ist für Allergiker nicht ideal, weil wie bereits erläutert nur azulenfreie Sippen Allergene enthalten, azulenreiche Schafgarbensippen aber nicht.
Die Firma *Kasimir & Lieselotte* führt ausschließlich Produkte wie Tees und Salben aus azulenreichen Sippen. Bei ihr können also auch Menschen mit einer Allergie gegen Korbblütler fündig werden, ohne eine Schafgarbendermatitis zu riskieren. Ich empfehle Allergikern und Nicht-Allergikern, die erwähnten Sorten auf dem Balkon oder im Garten selbst anzubauen (siehe auch Seite 32 f.). Dann sind Sie immer auf der sicheren Seite.
Achtung: Das ätherische Öl der Schafgarbe ist nur für die äußere Anwendung überprüft und damit unbedenklich.[59] Bei Verwendung des ätherischen Öls sollten Allergiker gegen Korbblütler einen Hauttest machen, bevor sie es auf größere Hautgebiete auftragen. Wenn sie sichergehen wollen, dass das Öl keine allergenen Stoffe enthält, sollten sie auf die blaue Farbe achten, welche nur Öle aus azulenreichen Schafgarbe-Sorten aufweisen. Ein ätherisches Schafgarbenöl garantiert aus azulenreichen Sorten bekommen Sie ebenfalls bei der Firma *Kasimir & Lieselotte*, die ich bei der Produktentwicklung beraten habe (Adresse siehe Seite 149).

Hydrosole (»Aroma-Wasser«) auf Schafgarbenbasis können unbedenklich auf die Haut aufgetragen und verdünnt auch oral eingenommen werden, dasselbe gilt für Homöopathika oder Blütenessenzen.[60] In den von mir ausgewerteten etwa 150 wissenschaftlichen Studien im Tiermodell oder aus dem Humanbereich wurden keine Nebenwirkungen beobachtet.
Es gibt keine Hinweise, wonach Schafgarbe in der Schwangerschaft kontraindiziert wäre.[61] Da es aber (noch) keine Langzeituntersuchungen gibt, würde ich in dieser Zeit zurückhaltend Schafgarbe konsumieren. Dasselbe gilt für die Stillzeit. Gallensteine sind eine Gegenanzeige für die Behandlung mit Schafgarbe.[62]

Holen Sie sich fachlichen Rat!
Bitte halten Sie bei Unsicherheiten Rücksprache mit Ihrem Arzt, Ihrer Ärztin oder anderem Fachpersonal!

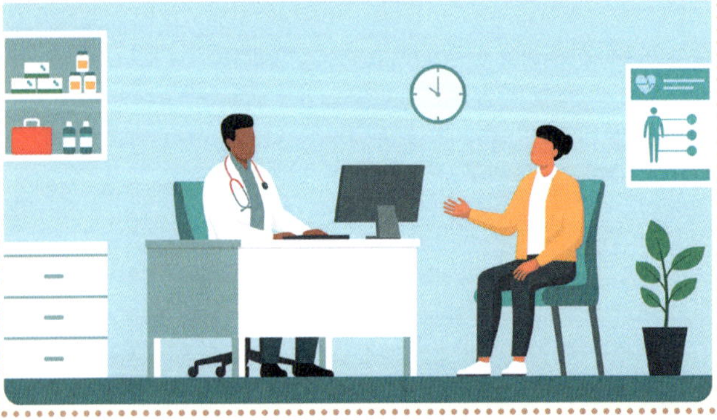

Was sagt die Wissenschaft?

Die Schafgarbe hat ein vielfältiges Wirkspektrum in der Volksmedizin weltweit. Nach und nach bestätigt die moderne Wissenschaft durch Studien, was unsere Vorfahren schon seit Tausenden von Jahren intuitiv über die Wirkungsweise der Schafgarbe wussten.

Hilfe bei Herz-Kreislauf-Erkrankungen

Schlaganfall und Herzinfarkt sind noch immer Todesursache Nummer eins bei uns und in den meisten Industrieländern – gefolgt von Krebserkrankungen. Aktuelle Daten aus dem Jahr 2025 der Techniker Krankenkasse (TK) zeigen: Die Zahl der verordneten Herz-Kreislauf-Medikamente wie Cholesterin- und Blutdrucksenker hat sich in den letzten 25 Jahren mehr als verdoppelt. Experten machen zu viel Zucker und tierische Fette in der Ernährung, Stress im Job und Bewegungsmangel dafür verantwortlich. Während im Jahr 2000 jeder TK-versicherten Erwerbsperson durchschnittlich 49 Tagesdosen Herz-Kreislauf-Medikamente verschrieben wurden, sind es im Jahr 2025 108 Dosen, das ist ein Anstieg um 120 Prozent. Männer sind besonders betroffen, bei ihnen war ein Plus von 138 Prozent zu verzeichnen. Frauen nehmen nur halb so viele Herzmedikamente wie Männer ein. TK-Chef Dr. Jens Baas: »Gesunde Ernährung mit wenig Zucker, viel Bewegung und wenig negativer Stress sind das beste Rezept für ein langes Leben.«[63]

Schafgarbe hilft auch hier. Morgens trinke ich Schafgarbentee und mobilisiere meinen niedrigen Blutdruck. Schafgarbe senkt aber auch zu hohe Werte. Hier wird wieder die regulierende Wirkung der Schafgarbe deutlich. Bluthochdruck ist der Hauptrisikofaktor für Herzinfarkt, das metabolische Syndrom und Nierenversagen. Forscher sind daher auf der Suche nach Alternativen zu blutdrucksenkenden Medikamenten, die beträchtliche Nebenwirkungen haben können und nicht für alle Menschen auf der Welt erschwinglich sind. Eine Studie ergab, dass Schafgarbe einen zu hohen Blutdruck senkt und die Gefäße entspannt, die Wirkungen werden vor allem Achillin und Leucodin zugeschrieben.[64] Die Endothelzellen, welche die innerste Schicht der Blutgefäße bilden, setzen als Wirkung der Schafgarbe Stickstoffmonoxid frei, was zur Gefäßerweiterung führt.

Ein Schafgarbenextrakt sorgte in einer weiteren Studie zu einer Verbesserung der Blutfettwerte.[65] Wie oben schon erläutert, sind erhöhte Blutfettwerte ein Risikofaktor für Arteriosklerose, die wiederum einen Risikofaktor für Herz-Kreislauf-Erkrankungen darstellt. Eine weitere Studie im Tiermodell ergab, dass ein Schafgarbenauszug eine herzschützende und -regenerierende Wirkung hat.[66]

Eine weitere Studie[67] nennt Artemetin im Schafgarbenextrakt als den Hauptfaktor für den blutdrucksenkenden

Effekt der Schafgarbe, eine weitere Studie[68] bestätigte den gefäßentspannenden Effekt. Schon im Jahr 2000 hatte eine Studie[69] den blutdrucksenkenden und blutfettsenkenden Effekt der Schafgarbe erwiesen. Der gefäßerweiternde Effekt von Schafgarbe kommt auch Asthma-Patienten zugute. Dafür werden vor allem die Alkaloide, Coumarine, Saponine, Sterole, Tannine und Terpene in Schafgarbe verantwortlich gemacht.[70] In einer weiteren Studie erwiesen sich bestimmte Sesquiterpene wie Leucodin und Manool als maßgeblich für die blutdrucksenkende, gefäßerweiternde und Prophylaxe-Wirkung bei Schlaganfall.[71]
In Schafgarbe befinden sich zahlreiche stresslindernde Inhaltsstoffe, die unter anderem stressbedingtem

Schafgarbentee

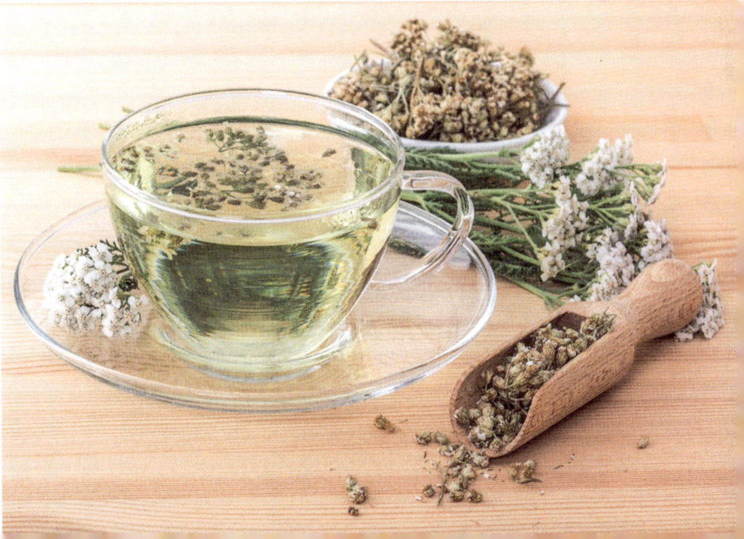

Bluthochdruck entgegenwirken. Dazu enthält die Schafgarbe durchblutungsfördernde Stoffe, von denen der Herzmuskel profitiert. Herzkrankheiten werden oft mit Entzündungen in Verbindung gebracht. In der Schafgarbe finden sich zahlreiche entzündungshemmende Substanzen wie Polyphenole. Auch durch die hohe Konzentration an Antioxidantien schützt Schafgarbe das Herz.

Wir Menschen sind evolutionär an die ganze Pflanze angepasst. Zur Prophylaxe von Herz-Kreislauf-Erkrankungen würde ich daher Schafgarbe im Ganzen roh oder als Tee konsumieren. Darin sind sich viele Forscher einig: Die Inhaltsstoffe in Pflanzen arbeiten synergetisch zusammen. Trotzdem werden oft isolierte Phytochemikalien verabreicht. Mit der ganzen Pflanze lässt sich kein oder wenig Geld verdienen, mit isolierten und chemisch nachgebauten und patentierten Stoffen schon.

Bitte denken Sie beim Herzschutz auch daran: weniger Zucker, weniger tierische Fette, ein Stressbewältigungsprogramm wie Meditation oder das authentische Reiki – was ich seit 1984 vermittle – und ausreichend Bewegung. Prophylaxe ist immer besser als Therapie. Gesundheit ist in meinen Augen der wahre Wohlstand, und Herz-Kreislauf-Erkrankungen lassen sich wie Diabetes Typ II und viele weitere Erkrankungen sehr gut durch einen gesunden Lebensstil vermeiden.

Unterstützung bei Diabetes

Rund zehn Prozent der Erwachsenen weltweit leiden an Diabetes Typ II, dem erworbenen Diabetes, mit einer hohen Dunkelziffer; sollte der »Trend« zu Übergewicht anhalten, gehen einige Schätzungen davon aus, dass im Jahr 2050 einer von drei Erwachsenen diese Krankheit haben könnte. Die Häufigkeit der Zuckerkrankheit steht in engem Zusammenhang mit Übergewicht und einem hohen Body Mass Index in der Kindheit.[72]
Diabetes mellitus ist eine chronische Stoffwechselerkrankung mit negativen gesundheitlichen Folgen für sämtliche Organsysteme. Erhöhte Zuckerwerte im Blut schädigen mit der Zeit die Gefäße und können zu schweren Problemen wie Erblindung, Diabetischem

Messung des Blutzuckers

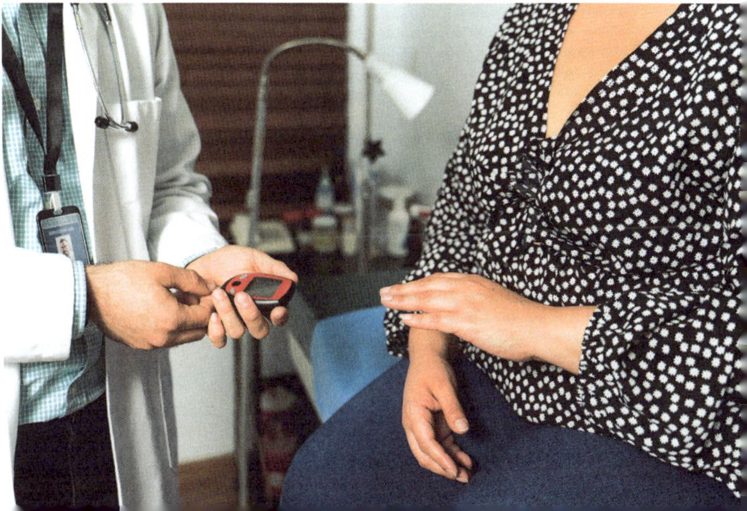

Fuß, Neuropathien, Wundheilungsstörungen, zu einem erhöhten Risiko für Herz-Kreislauf-Erkrankungen wie Herzinfarkt und Schlaganfall und sogar zu einer Verringerung des Intelligenzquotienten führen. Diese chronische Stoffwechselerkrankung geht mit einer multiplen Dysfunktion im endokrinen (= Hormon-)System einher und beeinträchtigt daher die Verstoffwechslung von Kohlenhydraten, Fetten und Proteinen. Bei fortschreitender Überzuckerung (Hyperglykämie) und Insulinresistenz entstehen eine Ansammlung von freien Fettsäuren, eine Oxidation der Fette, eine Schädigung der antioxidativen Verteidigung auf Zellebene sowie entzündliche Prozesse. Der Typ-II-Diabetes geht oft einher mit einer nicht-alkoholischen Fettleber, dem Apnoe-Schlaf-Syndrom mit kurzfristigen Aussetzern der Atmung, mit Depressionen, kognitiven Verlusten und Demenz.[73]

2024 lebten 425 Millionen Menschen weltweit mit dieser Erkrankung, und für 2045 rechnet man mit insgesamt fast 700 Millionen Erkrankten.[74] Man schätzt, dass 12 Prozent der weltweiten Gesundheitsausgaben für die Behandlung von Diabetes verwendet werden.[75] 95 Prozent der an Diabetes Erkrankten leiden unter Diabetes Typ II, früher Altersdiabetes genannt, und etwa 5 Prozent am Diabetes Typ I.

Die Behandlung von Diabetes ist teuer. Etwa 80 Prozent der Weltbevölkerung kann sich die schulmedizinische Behandlung nicht leisten und ist auf preiswertere pflanzliche Alternativen angewiesen. Auch Patienten, die sich

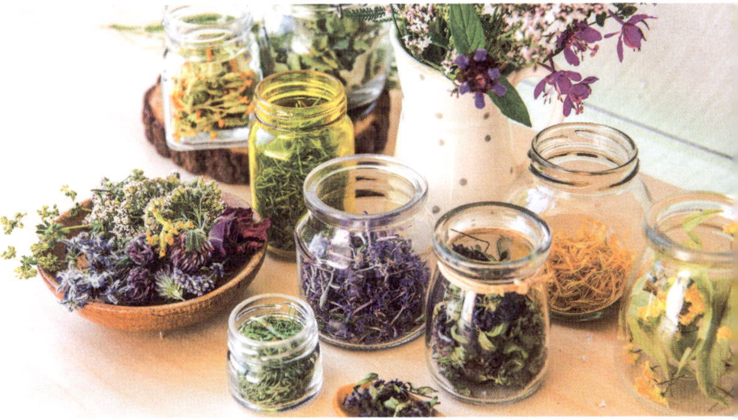

Das Interesse an Heilpflanzen wächst weltweit.

eine allopathische Behandlung leisten können, interessieren sich vermehrt für Heilpflanzen, die bei Diabetes helfen. Die Nachfrage nach pflanzlichen Mitteln zur Therapie von Diabetes stieg in den USA in den letzten Jahren um 380 Prozent.[76]

Es sind schon viele Pflanzen auf ihre antidiabetischen Eigenschaften untersucht worden. Die Gruppe der Korbblütler steht dabei im Mittelpunkt des Interesses, denn sie weist die höchste Anzahl von Pflanzen mit antidiabetischem Potenzial auf. Zu den Arten, die dafür am häufigsten untersucht wurden, zählt die Schafgarbe. Als medizinisch wirksame Inhaltsstoffe für die antidiabetische Wirkung gelten Phenolsäuren wie Cumarinsäure, Flavonoide wie Naringin, Apigenin und Quercetin, Sesquiterpenlactone wie Paulitin und Achillicin sowie organische Säuren und Phenole wie Oxalsäure, Fettsäuren wie Linol- und Palmitinsäure, Gamma-Tocopherol, Thymol und Mandelsäure.[77] Bisher sind mehr als 50 Stoffe mit antidiabetischem Potenzial in der Schafgarbe entdeckt worden.

Zahlreiche Studien wurden in einer Übersichtsstudie aus dem Jahr 2024 zusammengefasst, wonach Schafgarbenextrakte die Insulinausschüttung steigern und dabei so intensiv wie das Antidiabetes-Mittel *Metformin* wirken, den Fettstoffwechsel in der Leber und im Blut normalisieren – eine Mitursache und Begleiterscheinung der Diabetes-Erkrankung –, die Glukose-Aufnahme aus der Nahrung reduzieren und bestimmte Enzyme aktivieren, welche die Beta-Zellen der Bauchspeicheldrüse schützen und regenerieren.[78]

Schafgarbenextrakt

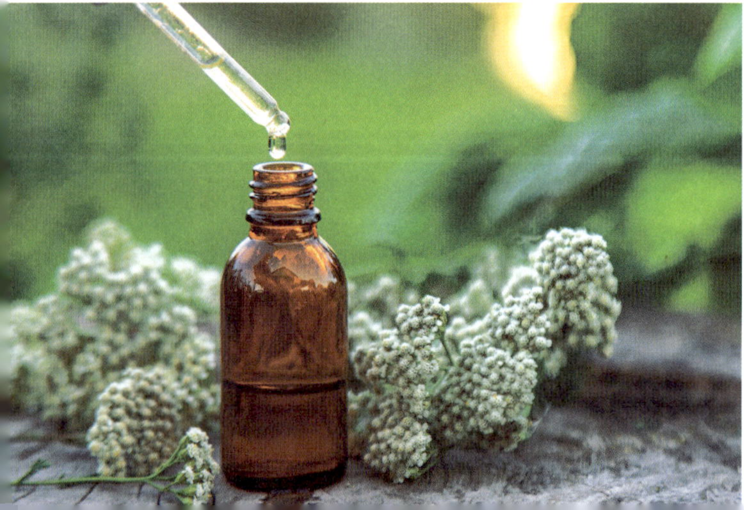

Außerdem wirkt Schafgarbe wie bereits erläutert (siehe Seite 48) als starkes Antioxidans. Freie Radikale sind an der Entstehung und Verschlechterung eines Diabetes beteiligt. Die Studien konnten eine Senkung der Blutzuckerwerte durch Schafgarbe belegen, weil Stoffe in der Pflanze die Aufnahme von Kohlenhydraten im Darm verlangsamten.[79]

Zum Thema Schafgarbe und Diabetes liegen zahlreiche Erfahrungsberichte aus der Volksmedizin weltweit vor, aber auch jede Menge Studien am Tiermodell und auch bereits Humanstudien. Angesichts der überwältigenden Datenlage kann man die Schafgarbe ohne Zögern als eine der am stärksten wirkenden Anti-Diabetes-Pflanzen überhaupt betrachten.

Polyphenole und Oligosaccharide sind die bioaktiven Substanzen, die in diesen Pflanzen den größten Einfluss auf Diabetes entfalten und natürlich auch prophylaktisch wirken. Die Schafgarbe besitzt davon reichlich. Eine Studie aus dem Jahr 2007 belegt, dass die Schafgarbe mit ihren vielen antioxidativ wirkenden Inhaltsstoffen günstig auf die Bauchspeicheldrüse wirkt und die Wirkung von antioxidativ wirkenden körpereigenen Enzymen wie Katalase und Superoxiddismutase erhöht.[80]

Oxidativer Stress schädigt die Bauchspeicheldrüse. Die Zellmembranen werden durchlässig, und die Beta-Zellen der Bauchspeicheldrüse können ihrer Funktion, Insulin zu erzeugen und auszuschütten, nicht mehr nachkommen. Schafgarbe kann die Lipide in den Zellwänden und

das Eiweiß der Zellen in der Bauchspeicheldrüse vor dem Angriff freier Radikaler schützen und den antioxidativen Status des Körpers verbessern.
Schafgarbenextrakte verringern die Aufnahme von Glukose, beschleunigen den Glukose-Stoffwechsel, aktivieren die Sekretion von Insulin in der Bauchspeicheldrüse und steigern die Absorption von Glukose in den Muskeln. Polyphenole wie Anthozyane reduzieren die Schädigung der Beta-Zellen der Bauchspeicheldrüse durch eine zu hohe und zu lange Einwirkung von hohen Konzentrationen von Glukose, indem sie den oxidativen Stress mindern.[81]
Oligosaccharide sind aktive Fragmente von Polysacchariden in den Zellwänden von Pflanzen. Alle Oligosaccharide wirken präbiotisch und sind wichtig für eine gesunde Darmflora. Indem die Darmflora sich regeneriert, wird der Zuckerstoffwechsel optimiert, die Insulinsensitivität in der Leber, den Skelettmuskeln und im Fettgewebe verbessert, über die vermehrte Bereitstellung die Leber entlastet, und entzündliche Prozesse im Zusammenhang mit Diabetes werden ausgebremst. Die zahlreichen Inhaltsstoffe in Schafgarbe – wie Monoterpene, Phenolsäuren und Sesquiterpene – lassen die Pflanze an verschiedenen »Schaltstellen« in die Entstehung eines Diabetes Typ II eingreifen.
Ein Effekt ist der Schutz der insulinproduzierenden Zellen in der Bauchspeicheldrüse, der Beta-Zellen. Vermutlich, so die Forschung, hängt dies mit den vielen

antientzündlich wirkenden Stoffen in der Schafgarbe zusammen. Im Tiermodell zeigten sich Extrakte aus Schafgarbe in der Lage, die normale Anzahl der Beta-Zellen wiederherzustellen und die Beta-Zellen wieder zu ihrer ursprünglichen und gesunden Größe wachsen zu lassen. Diese Effekte waren vergleichbar mit denen des Diabetes-Medikaments *Glibenclamid*.[82] Nebenwirkungen wurden bei Verabreichung des Schafgarbenextraktes nicht beobachtet. Parallel wurde ein signifikanter Anstieg der Glukose-Toleranz beobachtet und ein Rückgang der Fasten-Glykämie, eine durch Nahrungskarenz ausgelöste Erhöhung des Blutzuckerspiegels. Innerhalb von vierzehn

Die Lage der Bauchspeicheldrüse

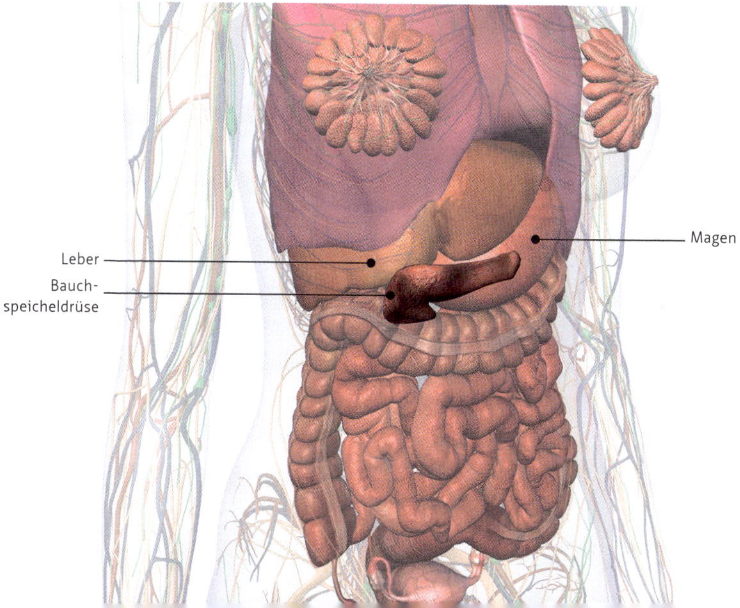

Tagen konnte eine Hyperglykämie auf das normale Maß der Blutzuckerwerte reduziert werden. Die Insulinsensitivität der Zelle normalisierte sich ebenfalls.[83] In einem weiteren Forschungsprojekt reduzierte ein Extrakt, 800 Milligramm pro Kilogramm über drei Monate hinweg fünfmal die Woche verabreicht, das Insulinniveau, verbesserte die Fasten-Glykämie sowie die Glukosetoleranz.[84] Die positiven Effekte auf eine Überzuckerung und Leberenzyme wurden von einem verbesserten Profil der Blutfettwerte begleitet. Die Leber wurde durch den Schafgarbenextrakt angeregt, nicht zu viele Fette zu produzieren. Die Aufnahme von Zucker im Darm wurde reduziert.

Schafgarbe wird in der Volksmedizin vieler Länder, beispielsweise in Peru, seit alters her zur Vorbeugung und Therapie von Diabetes eingesetzt. Ich finde es bemerkenswert, dass Schafgarbe sogar geschädigte Beta-Zellen in der Bauchspeicheldrüse wieder regenerieren kann. Eine gesunde Darmflora fördert die Aufnahme von Polyphenolen, welche eine große Rolle in der Anti-Diabetes-Wirkung von Schafgarbe spielen. Polyphenole verbessern ihrerseits bei längerer Zufuhr das Mikrobiom. Mit der Gabe von Schafgarbe oder anderen polyphenolhaltigen Pflanzen setzt sozusagen eine Spirale nach oben ein: Die Polyphenole regenerieren die Darmflora, diese kann dann mehr Polyphenole aufnehmen, welche sich als nebenwirkungsfreies Diabetes-Mittel zur Prophylaxe und Therapie erwiesen haben.[85]

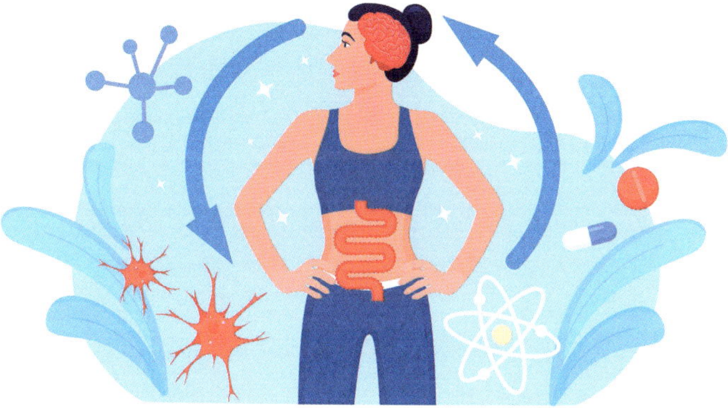

Ein echtes Plus für Darm und Gehirn

Die Schafgarbe wirkt als Prophylaxe und Therapie bei neurodegenerativen Erkrankungen wie Alzheimer, MS und Parkinson, bei Depressionen und Ängsten.[86] Das Gehirn ist den Angriffen freier Radikaler wegen seiner hohen Stoffwechselrate und seinem im Vergleich zu anderen Körperteilen geringen antioxidativen Schutz besonders ausgesetzt. »Nirgendwo ist der Schaden durch freie Radikale tragischer für die Persönlichkeit und den Intellekt als im Gehirn«, schreibt Jean Carper.[87] 270 000 Schlaganfälle, also Hirninfarkte, haben wir allein in Deutschland jedes Jahr. Demenz, Alzheimer und Morbus Parkinson nehmen zu, ebenso wie Depressionen und Ängste.[88] Risikofaktoren für Hirnerkrankungen sind Bluthochdruck, Diabetes, Bewegungsmangel, zu wenig Schlaf, eine schlechte Ernährung und Einsamkeit bzw. ein Mangel an sozialen Kontakten.[89]

Zahlreiche Studien haben die Beziehungen zwischen der Darm-Hirn-Achse und der Entstehung von neurodegenerativen Erkrankungen nachgewiesen. Mit großem Interesse habe ich eine Übersichtsstudie aus dem Jahr 2025 gelesen, in der es darum geht, wie Phytochemikalien in essbaren Blüten, darunter auch der Schafgarbe, neurodegenerative Erkrankungen über die Darm-Hirn-Achse verhüten. Diese Achse stellt ein komplexes Netzwerk zwischen dem Darm und dem zentralen Nervensystem her. Sie ist bedeutsam, um die Gesundheit und das Wohlbefinden zu erhalten, und beeinflusst zahlreiche physiologische Prozesse wie die Verdauung, den Stoffwechsel, das Immunsystem, aber auch kognitive und emotionale Funktionen. »Funktioniert« diese Achse nicht optimal, fördert dies die Entstehung neuro-

Essbare Blüten mit bioaktiven Substanzen

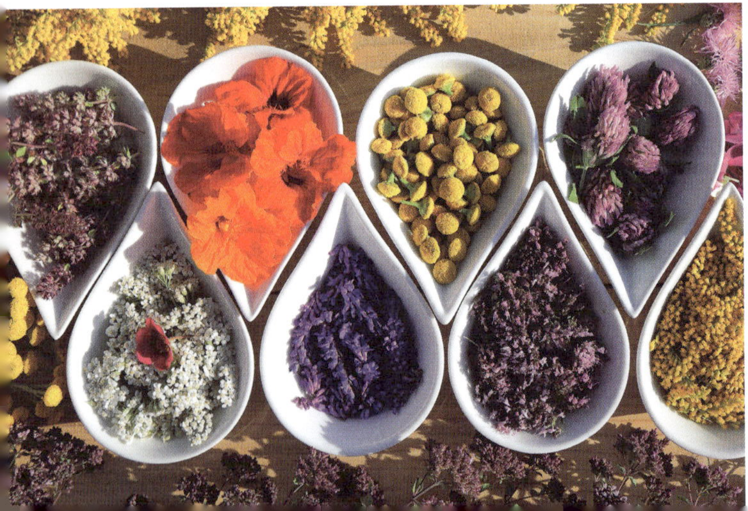

degenerativer Erkrankungen wie Demenz, Alzheimer oder Morbus Parkinson.[90] Essbare Blüten wie die der Schafgarbe enthalten bioaktive Substanzen, welche das Gehirn schützen, man spricht von »neuroprotektiv«. Manchmal wird auch vom »Darm-Hirn« oder »zweiten Gehirn« im Darm gesprochen, weil es dort mehr Nervenzellen gibt als im gesamten Rückenmark und etwa 80 Prozent der Informationen nicht vom Gehirn zum Darm, sondern umgekehrt vom Darm zum Gehirn fließen. Im Darm werden Botenstoffe wie Serotonin produziert, die eine direkte Wirkung auf unsere Gefühle und unsere Gedanken ausüben. Bei Menschen mit einer neurodegenerativen Erkrankung hat man in der Mehrheit der untersuchten Fälle eine Dysbiose, also eine Entgleisung der Darmflora, festgestellt. Eine Dysbiose kann unter anderem auch zum Leaky-Gut-Syndrom führen, wobei Läsionen in der Darmwand entstehen und schädliche Stoffe in die Blutbahn gelangen können. Diese Substanzen fördern Entzündungen und oxidativen Stress, was zur Entstehung neurodegenerativer Erkrankungen beiträgt.[91]

Das Mikrobiom ist ein kleines Ökosystem. Es wird beeinflusst vom Alter, von den Genen, Ernährung, Stress, dem Gebrauch von Antibiotika, Umwelteinflüssen wie Elektrosmog und Entzündungen sowie von der Art der Geburt: Kinder, die auf natürlichem Weg auf die Welt kamen, haben viele Jahre lang ein gesünderes und vielfältigeres Mikrobiom als Kaiserschnittkinder; Letztere haben noch mit sieben Jahren mehr Chlostridien, potenziell gesundheitsgefährdende Bakterien, im Darm.[92] Man nimmt an, dass genetische Faktoren einen kleinen bis mittleren Einfluss auf die Zusammensetzung des Mikrobioms haben. Ernährungsweisen reich an Zucker und verarbeiteten Lebensmitteln lassen das Mikrobiom verarmen. Ballaststoffe sind wichtig für eine gesunde Darmflora; wer zu wenige ballaststoffreiche Lebensmittel zu sich nimmt, wie Früchte, Gemüse und Vollkornprodukte, riskiert eine Dysbiose und fördert entzündliche Prozesse im Darm.

Die Schafgarbe – beruhigend und stimmungsaufhellend

Die Schafgarbe wurde traditionell auch für ihre beruhigenden und stimmungsaufhellenden Wirkungen genutzt. Verantwortlich dafür sind die Polyphenole, Alkaloide und Terpenoide, welche eine gesunde Darmflora begünstigen. Die Mikroben im Darm verstoffwechseln die Phytochemikalien, die dann ins Blut übergehen und teils sogar die Blut-Hirn-Schranke überwinden. Wenn Darmbakterien genügend bioaktive Substanzen bekommen, können sie ausreichende Mengen von Botenstoffen oder Neurotransmittern wie Acetylcholin, sowie unsere »Glückshormone« Dopamin und Serotonin produzieren. Sogenannte Neurometaboliten aus bioaktiven Substanzen bilden mithilfe des Mikrobioms die Darm-Hirn-Achse. Sie wirken außerdem als Präbiotika für gesundheitsfördernde Mikroben, welche sie dann

weiter als Probiotika nutzen. Gleichzeitig dämmen bioaktive Substanzen aus essbaren Blüten wie Schafgarbe die Vermehrung von gesundheitsgefährdenden Keimen im Darm ein.[93]
Untersuchungen zufolge helfen bioaktive Substanzen aus Schafgarbe und anderen essbaren Blüten bei kognitiven Störungen, weil sie die Produktion von aggressiven Sauerstoffverbindungen (ROS, eine Untergruppe von freien Radikalen) im Gehirn verringern. Dies reduziert die Aktivität von Microglia-Zellen, das sind entzündungsfördernde Zellen im Gehirn (speziell im Hippocampus). Bioaktive Substanzen in Blüten helfen, freie Radikale zu fangen; damit reduzieren sie Zellschäden und fördern nicht nur einen gesunden Darm, sondern optimieren auch die Gehirnfunktionen.[94]
Eine Vielzahl von Polyphenolen moduliert oder beeinflusst Signalprozesse, die mit neuromodulatorischen und immunmodulatorischen Antworten einhergehen. Durch die Verstoffwechselung von Polyphenolen wird das Serotoninniveau im Gehirn günstig beeinflusst, und Symptome, die mit einer Depression einhergehen, werden verbessert. Über die Gesundung des Mikrobioms im Darm können wir unsere seelische Gesundheit unterstützen. Bisher wird zu wenig auf den Zustand des Mikrobioms als Ursache psychischer Erkrankungen geachtet. Die Phytochemikalien in essbaren Blüten wie der Schafgarbe kann man als potenzielle Wächter über unsere neurologische Gesundheit betrachten.[95]

INFO

ZUSATZTHERAPIE BEI MULTIPLER SKLEROSE

Die Schafgarbe enthält Flavonoide wie Apigenin und Luteolin, die bei kognitiven Dysfunktionen helfen können. Apigenin hat sich außerdem als wirksam erwiesen gegen verschiedene neurologische Störungen wie Schlafprobleme, Symptome von Morbus Parkinson, Depressionen und Neuralgien.[96] Diese Flavonoide verbessern Gedächtnis- und Lernleistung und verhindern das Absterben von Neuronen. Im Tiermodell hatte sich bereits ergeben, dass Apigenin die Schwere und Progression von MS reduziert. MS ist eine neurologische Erkrankung, die als unheilbar gilt und auch schon junge Menschen betrifft; eine Verlangsamung des Krankheitsverlaufs und eine Reduktion der Schübe und das Vermeiden von Behinderungen sind das Ziel.

In einer dreifach verblindeten placebokontrollierten Studie mit 75 MS-Patienten zwischen 18 und 55 Jahren über zwölf Monate wurde herausgefunden, dass Patienten, die täglich einen Schafgarbenextrakt in Kapselform bekamen, im Vergleich zur Placebo-Gruppe viel weniger MS-Schübe hatten, diese weniger stark ausfielen und ein höherer Anteil der Teilnehmer gar keine Schübe erlebte. MS-Schübe werden mit einem hohen Entzündungsniveau in Verbindung gebracht, und in Schafgarbe sind zahlreiche entzündungshemmende Inhaltsstoffe zu finden.

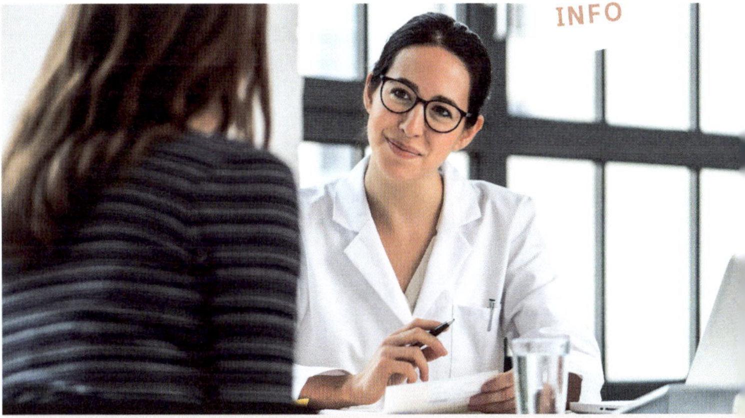

In den Schafgarbengruppen verbesserten sich außerdem die kognitiven Fähigkeiten wie Worte-Lernen, Vorausplanen und Gedächtnisfähigkeiten im Allgemeinen im Gegensatz zur Placebo-Gruppe, und ein signifikanter Rückgang von depressiven Symptomen war zu verzeichnen, unter denen rund die Hälfte aller MS-Patienten leidet. Die Teilnehmer der Studie waren im Durchschnitt bereits seit vier Jahren von dieser Krankheit betroffen. Die Forscher nehmen daher an, dass Extrakte aus Schafgarbe in einem früheren Stadium der Krankheit kognitive Fähigkeiten noch stärker verbessern können. Was die Studie auch ergab, war die Abnahme der Häufigkeit und Schwere von Krämpfen, unter denen MS-Patienten leiden. Flavonoide wie Quercetin, Luteolin und Apigenin werden für die entkrampfende Wirkung verantwortlich gemacht. Nebenwirkungen wurden nicht beobachtet. Die Forscher empfehlen MS-Patienten, dauerhaft Schafgarbenextrakte in einer Dosis von 250 mg pro Tag zu nehmen.[97]

Positive Wirkung auf die Haut

Der Kosmetikmarkt gehört zu den am schnellsten wachsenden Märkten weltweit. Das Bewusstsein der Verbraucher dafür, wie Umweltfaktoren wie UV-Licht, Luftverschmutzung und Wind die Haut stressen, steigt, verbunden mit dem zunehmenden Wunsch, die Hautalterung und -veränderung zu bremsen. Die negative Wirkung von Umweltstressoren auf die Hautfunktion hängt mit oxidativem Stress durch reaktiven Sauerstoff (ROS) zusammen. Der Bedarf an Mitteln, welche die Haut vor oxidativem Stress schützen, Hautreizungen sowie Hyperpigmentation verringern und die Regeneration der Haut und ihre Verjüngung fördern, wächst. Heutzutage ziehen viele Verbraucher Kosmetika, Pharmazeutika

Öle und Seife für Schönheit und Wohlbefinden

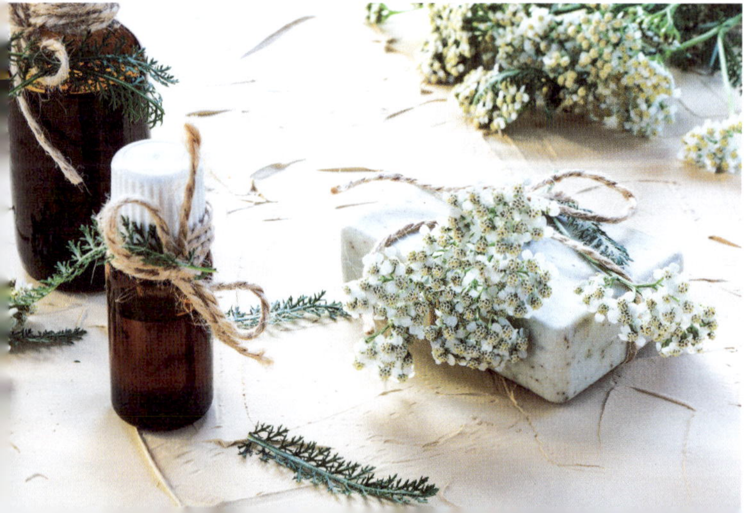

und Hautpflegemittel natürlichen Ursprungs mit einem geringen ökologischen Fußabdruck der chemischen Keule vor.

Schafgarbe wird seit Tausenden von Jahren als Wundheilmittel, bei Insektenstichen und für weitere Hautprobleme eingesetzt. Äußerlich wurde Schafgarbe in Form von Kompressen oder als Badezusatz zur Behandlung von Entzündungen der Haut- und Schleimhaut verwendet.[98] Frisches oder getrocknetes Schafgarbenkraut wurde in der Traditionellen Europäischen Medizin eingesetzt, um Blutungen zu stillen und kleinere Wunden, Geschwüre und Schürfstellen zu heilen. Ein Mazerat aus frischem oder getrocknetem Kraut, in Olivenöl eingelegt und abgeseiht, wurde für die Behandlung von Hautentzündungen oder den Schutz vor Sonnenbrand verwendet. Als Wundheilmittel diente Schafgarbe auch in der altindischen Ayurveda-Medizin sowie in der Traditionellen Chinesischen Medizin. In der TCM wird Schafgarbe seit alters her auch bei Schlangenbissen und Venenentzündungen verwendet.[99]

Seit vielen Jahren ist Schafgarbe Bestandteil von Kosmetika und dermatologischen Produkten. Nur wenige Menschen reagieren gegen Korbblütler allergisch, die meisten wissen davon und sollten daher auch bei äußerlicher Anwendung auf Produkte mit Schafgarbe verzichten oder auf garantiert azulenreiche und damit allergenfreie Unterarten ausweichen (siehe auch Seite 53 ff.). Es wird vermutet, dass die Guaianolide, darunter vor allem Alpha-Peroxyachifolid, für die allergische Kontakt-Dermatitis zuständig sind, die einige beim Hautkontakt mit Schafgarbe erleben.[100] Beim Trocknen und Verarbeiten nimmt dieser Bestandteil immer mehr ab, bis er nicht mehr nachweisbar ist. Wer keine Allergie gegen Korbblütler hat, für den sind Kosmetika auf Schafgarbenbasis sicher in der Anwendung. »Keine der durch In-vivo- und In-vitro-Studien untersuchten Kosmetikprodukte mit Schafgarbe hatten irgendein hautreizendes Potenzial.«[101] Dies gilt auch für Schafgarbe als Bestandteil von Kosmetika, die um die Augen herum verwendet werden.[102]

Man findet Schafgarbe in zahlreichen kosmetischen Produkten. Extrakte und das ätherische Öl werden beruhigenden und regenerierenden Gesichtsmasken, Gesichtscremes, Lotionen, Shampoos, Zahncreme und Ähnlichem zugesetzt, und es gibt auch Badezusätze auf Schafgarbenbasis. Extrakte und Öle wirken multifunktional zur Reinigung, zur Versorgung mit Feuchtigkeit, zur Beruhigung der Haut und Kopfhaut, als Conditioner und Maske für Haare, zur Erfrischung der Haut oder als natürliches Duftmittel aufgrund des süßlich-herben Duftes. Hautpflegemittel sind beliebt als Schutz der Haut vor Umweltgiften und klimatischen Einflüssen. Das ätherische Öl der Schafgarbe wird erfolgreich eingesetzt bei Hautentzündungen und als Schutz vor und Behandlung von Sonnenbrand.[103]

Aus dermatologischer Sicht sind von den bioaktiven Substanzen in der Schafgarbe Flavonoide, Phenolsäuren, Terpene, Phytosterole und Fettsäuren interessant. Flavonoide und Phenolsäuren, besonders Kaffeesäure und ihre Derivate, sind verantwortlich für die starke antioxidative Wirkung der Schafgarbe, und die Phytosterole sind bekannt für ihre Fähigkeit, die Haut zu beruhigen.[104] Folgende Bestandteile haben dermatologische und kosmetische Eigenschaften: Kaffeesäure, Beta-Sitosterol, Apigenin, Borneol, Campher, Chlorogensäure, Isovitexin, Stigmasterol, Linalylacetat und Schaftosid.[105]

Die beruhigende und antientzündliche Wirkung

Entzündungen sind eines der Hauptprobleme in der Dermatologie. Etliche Studien belegen eine hautberuhigende und entzündungshemmende Wirkung von Schafgarbenextrakten auf die Haut. Darunter gibt es auch Studien mit Goldstandard, die also doppelverblindet und randomisiert sind. Aber auch zahlreiche Anwendungen der traditionellen Volksmedizin machten sich die antientzündlichen Wirkungen der Schafgarbe zunutze. So hat sich unter anderem herausgestellt, dass die antientzündliche Wirkung von Schafgarbenextrakten Patienten mit einem Ekzem (atopische Dermatitis) helfen kann. In einer Studie mit betroffenen Patienten konnte ein Schafgarbenextrakt den Ausdruck von proinflammatorischen Zytokinen und Chemokinen signifikant reduzieren.[106]

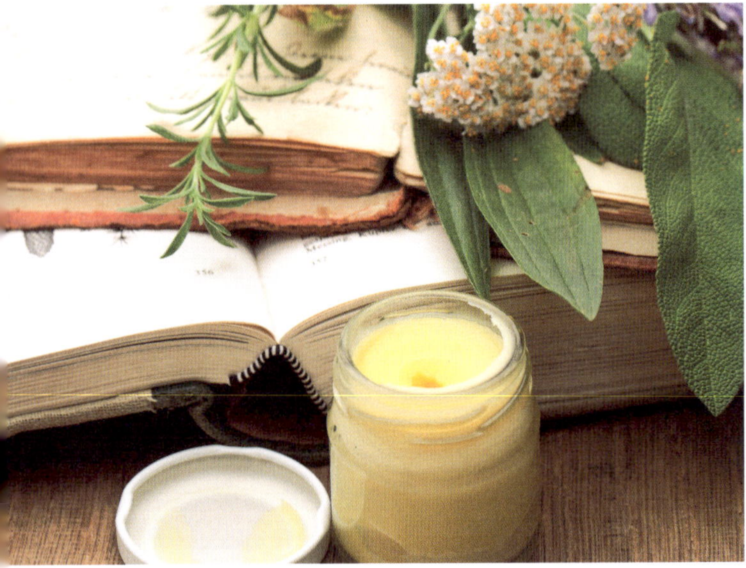

Schafgarben-Heilsalbe

Das wundheilende Potenzial

Der Wundheilungsprozess ist komplex und oft langwierig und beinhaltet das Bluten, die Regeneration des verletzten Gewebes mit der Bildung von neuem Gewebe und gegebenenfalls Parenchymzellen – und die Verbindung mit dem Gewebe drumherum. Schafgarbe kann die Wundheilung um etwa 50 Prozent beschleunigen und das Risiko der Bildung von Narben reduzieren. Ein Extrakt fördert die Bildung von menschlichen Haut-Fibroblasten-Zellen, die eine wichtige Rolle im Heilungsprozess spielen, und das Schließen der Wunde. Vor allem Chlorogensäure, Apigenin und Schaftosid triggern die Wanderung von Keratinozyten zur Wundstelle und initiieren den Differenzierungsprozess der Hautzellen. Außerdem vergrößern diese Inhaltsstoffe die Expression von Kollagen-Genen. Ein Schafgarbenextrakt erreichte 84,2 Prozent der Wirksamkeit des Medikamentes *Madecassol*, das zur Wundheilung eingesetzt wird. Der Wachstumsfaktor TGF-Beta-1 wird durch Schafgarbe herunterreguliert und dadurch die Narbenbildung verhindert oder reduziert.[107]

Hautverjüngung

Die Haut erschlafft im Alter, es entstehen sichtbare Falten, die Haut wird dünner, und die Hautstruktur verändert sich. Durch Schafgarbenextrakte konnte eine Hautverjüngung beobachtet werden. Die Hautstruktur und die Struktur der Epidermis verbessern sich, wodurch die Haut weicher und praller wird und wieder jugendlich frisch aussieht. Die Haut nimmt um 10 Prozent an Dicke zu, und Marker für die Differenzierung der Epidermis wie Zytokeratin 10, Transglutaminase-1 und Filaggrin, die typisch sind für ein jugendliches Hautbild, steigen an. Eine Studie am Menschen, über zwei Monate hinweg, zeigte, dass ein Extrakt von Schafgarbe, äußerlich angewendet, signifikant das Hautbild verbesserte, die Faltentiefe verringerte sich. Die Hautporen wurden, im Vergleich zum Placebo, wieder fein.[108]

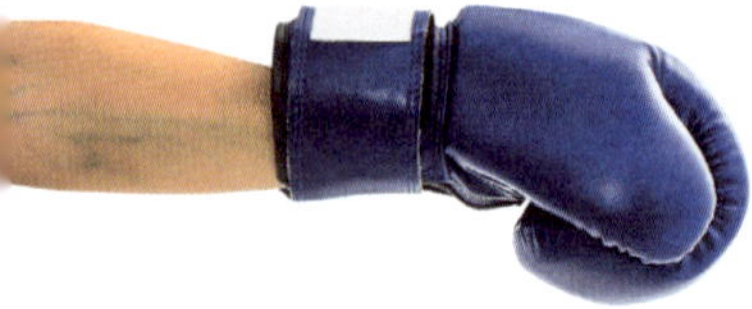

Stark gegenüber Keimen

Bestimmte Bakterien und Pilze können ernst zu nehmende Hautinfektionen verursachen wie *Acne vulgaris* oder Haut-Mykosen. Der Hauptverursacher von Hautinfektionen wie der Atopischen Dermatitis (Ekzem) ist das Bakterium *Staphylococcus aureus*. Dieser Keim verursacht Hautgeschwüre, eine Infektion der Haarfollikel, Abszesse und Wunden. Das Auftauchen von *Pseudomonas aeruginosa* ist typisch für Wunden und Gefäßerkrankungen. Eine Infektion mit diesem Keim wird durch eine verletzte Epidermis begünstigt. Was Pilze betrifft, so verursacht *Candida albicans* die häufigsten Infektionen der Haut und Schleimhäute. Schafgarbenextrakte wirken effektiv gegen alle Sorten der erwähnten Keime, und zwar aufgrund ihrer kraftvollen antibakteriell und antifungal wirkenden Inhaltsstoffe. Schafgarbenextrakte haben sich dank der antibakteriellen Wirkung auch als natürliches Mittel bewährt, um Kosmetika und Hautpflegemittel haltbarer zu machen. Auch das ätherische Öl der Schafgarbe wirkt durch seine Inhaltsstoffe wie Cineol, Borneol und Campher gegen Bakterien wie *Staphylococcus aureus* und Pilze wie *Candida albicans*.[109]

INFO

ANTIMIKROBIELL, ANTIFUNGAL UND ANTIVIRAL

Schafgarbe wirkt gegen grampositive wie gramnegative pathogene Bakterien wie *Escherichia coli, Klebsiella pneumoniae, Pseudomonas aeruginosa* und gegen verschiedene Pilze wie *Aspergillus niger* und *Candida albicans.*[110] Auch die anderen in der österreichischen Volksmedizin verwendeten Schafgarbe-Arten, *Achillea moschata* und *Achillea atrata,* entfalten ausgeprägte antibakterielle Wirkungen, zum Beispiel gegen Staphylokokken und Propionibakterien. Die Wirkung von Schafgarbe gegen gefährliche Schimmelpilze, deren Stoffwechselprodukte potenziell Krebs verursachen können, wird in der Lebensmittelindustrie zur Haltbarmachung von Lebensmitteln eingesetzt.[111] Schafgarbe wirkt sogar gegen den gefürchteten Magenkeim *Helicobacter pylori,* der Magenkrebs verursachen kann.[112] Schafgarbe ist ebenfalls wirksam gegen multiresistente Krankenhauskeime (MRSA), die größte antibakterielle Wirkung entfalten Apigenin und Myricetin. Ein Ethanolauszug aus Schafgarbe erwies sich als effektiv gegenüber den Bakterien, die Akne verursachen.[113]

Schafgarbe stellt auch ein potentes Anti-Virenmittel dar. Die Pflanze wirkt zum Beispiel gegen Rotaviren und Corona-Viren. Rotaviren verursachen schwere Durchfallerkrankungen vor allem bei kleinen Kindern, aber auch bei Haus- und Nutztieren und sind für jährlich 450 000 Todesfälle weltweit verantwortlich.[114] Schafgarbe erwies sich als effektiv, die Vermehrung der Rotaviren zu stoppen und ihre RNA-Synthese zu blockieren.

INFO

Besonders Flavonoide und Phenolsäuren sollen dafür verantwortlich sein. Auch bei Polio-Viren, welche die Kinderlähmung auslösen, erwies sich Schafgarbe als effektiv, so auch bei Hepatitis A und B, bei Grippeviren und Herpes-simplex-Viren.[115] Schafgarbe wirkt auch gegen Corona-Viren. Ein Extrakt veränderte ihre Form und ließ sie schrumpfen, ihre Membran wurde zerstört. Die Forscher plädieren für die Schafgarbe mit ihren zahlreichen antiviral wirkenden Substanzen wie Luteolin, Quercetin, Linalool und Apigenin als alternative Prophylaxe und Behandlungsmethode für SARS-CoV-2. Das Spike-Protein N wird von Luteolin und Achillin angegriffen. Schafgarbentee erwies sich als wirksamer als das antivirale Medikament *Celecoxib*.[116]

TIPP

Falls mal wieder eine Pandemie kommt: Halten Sie Ihren Polyphenolspiegel mit Pflanzen wie Schafgarbe, Salbei, Zistrose, Brennnessel, Zitronenmelisse, Pfefferminze, Einjährigem Beifuß (Artemisia annua) und Löwenzahn hoch. In »Heilsame Küchenkräuter« habe ich die Studien zu Pfefferminze und Melisse zitiert,[117] und über die weiteren erwähnten Anti-Corona-Pflanzen habe ich je ein Buch im Mankau Verlag geschrieben. Ein starkes Immunsystem ist unser wahrer Schutz auch gegen diese Viren.

Das antioxidative Potenzial

Oxidativer Stress spielt im menschlichen Organismus eine große Rolle bei der Entstehung von Krankheiten und verfrühten Alterungsprozessen. Reaktive Sauerstoffmoleküle (freie Radikale) können Genmutationen auslösen und damit die Krebsgefahr erhöhen. Antioxidative Wirkungen sind sehr wichtig für aktive Substanzen in Kosmetika und Hautpflegemitteln, weil oxidativer Stress mitverantwortlich ist für vorzeitige Hautalterung, für Pigmentstörungen und die Entstehung von verschiedenen Arten von Hautkrebs.[118]

Die Gegenspieler von freien Radikalen sind Antioxidantien. Schafgarbe steckt voller Antioxidantien wie Flavonoide. Glukoside und Phenolsäuren gehören zu den

Schafgarbe schützt die Haut vor dem Altern.

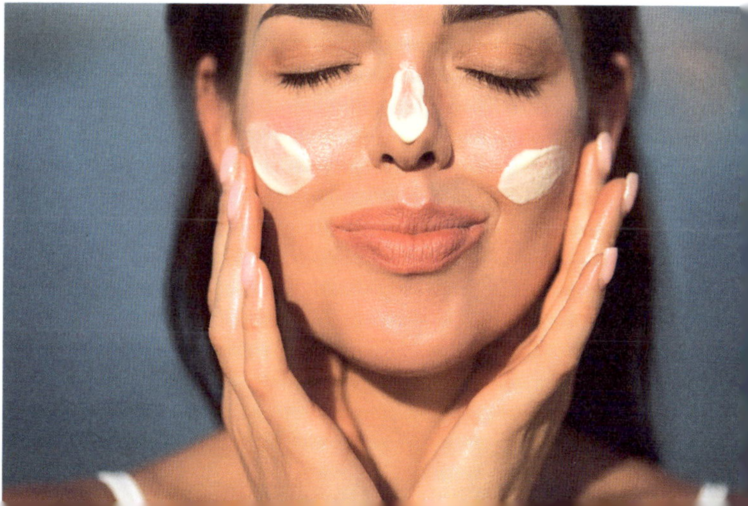

stärksten Antioxidantien überhaupt. Schafgarbe ist reich an Kaffeesäure und ihren Derivaten mit einem sehr hohen antioxidativen Potenzial. Diese fangen und neutralisieren freie Radikale im Körper und aktivieren das körpereigene Antioxidans Superoxid Dismutase (SOD). Ein wässriger Extrakt ergab einen sehr hohen TEAC – Trolox equivalent antioxidant capacity – von 518.1 Milligramm TE/g Extrakt. Trolox ist eine Referenzgröße eines bestimmten E-Vitamins mit hohem antioxidativem Potenzial.[119]

Schutz vor UV-Strahlung

Eines der wichtigsten Ziele moderner Kosmetikprodukte ist es, die Haut vor den schädigenden Effekten von ultravioletter Strahlung zu schützen. Ultraviolette Strahlung ist verantwortlich für Pigmentstörungen, Hyperpigmentierung und vorzeitige Hautalterung – auch bekannt als Photo-Aging. Auch ist eine zu hohe UV-Belastung die Hauptursache für die Entstehung von Hautkrebs. Bestimmte Pflanzen wirken als Sonnenschutzfaktor. Darunter zählt auch die Schafgarbe. Ein 5-prozentiger Extrakt ergab einen Sonnenschutzfaktor von 14,04. Als Hauptbestandteil für diesen Effekt wurde Linalylacetat identifiziert.[120]

INFO

HAUTAUFHELLUNG

Pigmentstörungen gehen mit einer punktuellen oder ungleichen Verteilung des Melanin-Pigments einher und gehören zu den Hauptangriffspunkten moderner Kosmetik und dermatologischer Behandlungen. Sichere und gleichzeitig effektive natürliche Mittel stehen dabei im Mittelpunkt des Interesses, weil die Sicherheit von aufhellenden chemischen Mitteln nicht immer gewährleistet ist. In fast allen Mitteln, welche Pigmentstörungen behandeln und Pigmentflecken aufhellen, sind Tyrosinasehemmer enthalten (Tyrosinase ist ein Enzym, das den Prozess der Melaninbildung in der Haut steuert). Extrakte aus der Schafgarbe auf Methanol- oder Wasserbasis zeigten sich in Studien als fähig, die Pigmentierung der Haut rückgängig zu machen und die Haut aufzuhellen, indem sie Tyrosinase hemmten. Das ätherische Öl der Schafgarbe unterdrückte eine zu starke Melaninproduktion über die Regulierung bestimmter Signalwege.[121] Für diese Wirkung war ebenfalls vor allem das Linalylacetat in der Schafgarbe verantwortlich. Auch Isovitexin regulierte die Produktion von Melanin in Melanom-Zellen hinunter. Sowohl die Blätter, die Blüten als auch die Wurzeln der Schafgarbe zeigten eine Verringerung der Aktivität des Enzyms Tyrosinase und verhinderten, äußerlich angewendet, eine Hyperpigmentierung.[122] Eine Hyperpigmentierung stellt einen Risikofaktor dar für die Entwicklung eines Melanoms.

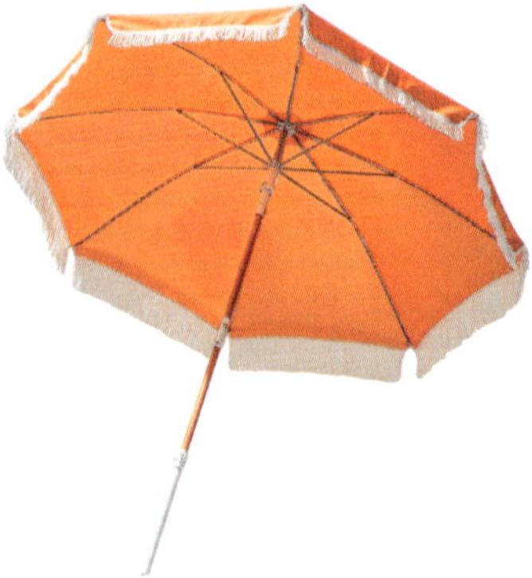

Power gegen Hautkrebs

Schafgarbe kann nicht nur vor schädlichen Sonnenstrahlen schützen und oxidativen Stress reduzieren, ein Schafgarbenextrakt erwies sich als signifikant zytotoxisch gegenüber Melanom-Zellen der Linie A375, ohne gesunde Hautzellen anzugreifen. Ein Melanom ist der besonders aggressive und gefährliche schwarze Hautkrebs. Daher wird Schafgarbenextrakt von den Studienleitern als Bestandteil für äußerlich anzuwendende Herstellungsarten wie Salben zur Prophylaxe von schwarzem Melanom empfohlen.[123]
Die Wissenschaftler der zitierten Studien empfehlen, Hautschutzpräparate auf der Basis von Schafgarbe zu entwickeln – gegen Umweltgifte, Sonneneinstrahlung und schädliche Klimaeinflüsse –, um Hauterkrankungen sowie verfrühten Alterungsprozessen vorzubeugen. Schafgarbe wirkt nicht nur als Prophylaxe, sondern kann auch schon bestehende Hautschäden heilen.[124]

Top gegen Entzündungen

Viele Menschen leiden unter »silent inflammations«, also stillen Entzündungen. Diese schwächen das Immunsystem, weil es dann weniger Kapazität hat, um

Krankheitserreger zu bekämpfen. Eine der wichtigsten Eigenschaften der Schafgarbe ist die antientzündliche Wirkung durch Hemmung der Enzyme HNE und DCQA, die an Entzündungsprozessen beteiligt sind.[125] Die Studienleiterin, Professorin Brigitte Kopp, leitete das *Institut für Pharmakognosie* der Universität Wien und hat etliche Arbeiten über die Wirkungsweise der Schafgarbe publiziert. Viele weitere Studien bestätigen die deutlich entzündungshemmende Wirkung der Schafgarbe. Dafür verantwortlich gemacht werden vor allem Sesquiterpene und Flavonoide. Proinflammatorische Zytokine werden herunterreguliert und Neutrophile Elastase, eine Protease, die Entzündungen fördert, gehemmt. Schafgarbe wirkt auch Ekzemen und anderen entzündlichen Hautveränderungen entgegen.[126]

Unterstützung bei Krebs

Extrakte von Schafgarbe sind im Laborversuch wirksam gegen verschiedene humane Tumor-Zelllinien und hemmen ihr Zellwachstum.[127] Der Extrakt setzte ein Selbstmordprogramm der Krebszellen in Gang. Schafgarbe erwies sich als wirksam bei der Störung des Stoffwechsels von Krebszellen, welche Dickdarmkrebs verursachen. Die Forscher schlagen vor, dass Schafgarbe in Zukunft als ein potenzielles komplementäres Mittel zur Behandlung von Dickdarmkrebs genutzt wird.[128] Eine Studie mit Krebspatienten, die sich einer Strahlentherapie unterzogen, zeigte, dass Wickel mit Schafgarbe die Aktivität und Wachheit der Patienten günstig beeinflussten.[129] Sie waren weniger erschöpft und müde als die Vergleichsgruppe. In einer anderen Studie mit Patienten, die sich aufgrund der Chemotherapie eine Mundschleimhautentzündung zugezogen hatten, wurde diese erfolgreich mit einer Mundspüllösung aus einem Schafgarbendestillat behandelt. Die Läsionen heilten deutlich schneller ab als in der Vergleichsgruppe, die eine der üblichen chemischen Mundspüllösungen verwendete.[130]

Hilfe bei der Wundheilung

Seit alters her wird Schafgarbe als Wundheilungsmittel eingesetzt. Ein Arzt, der ein Buch über die Hildegard-Medizin geschrieben hat, arbeitete im Zweiten Weltkrieg erfolgreich mit Schafgarben-Wundauflagen, als Medikamente und Verbandsmittel knapp wurden. »Ich konnte mit diesem Verfahren vergleichsweise schönere Wundheilungen erzielen als bei den damals in Deutschland üblichen Methoden.«[131] Der bereits in der antiken Literatur beschriebene blutstillende Effekt konnte über eine verlängerte Blutkoagulation durch einen Schafgarben-Presssaft bestätigt werden.[132] Im Tiermodell schlossen sich Wunden viel schneller als in der Kontrollgruppe, vergleichbar mit dem Wundheilungsmittel *Medecassol*. Die Heilung war vollständiger und die Narbenbildung

weniger ausgeprägt. Kollagen und reife Haarfollikel wurden schneller gebildet. Als dafür verantwortliche Wirkstoffe werden Sesquiterpene, Campher, Borneol, Terpinene und Beta-Sitosterol genannt.
Die Forscher bestätigen die volksmedizinische Anwendung und propagieren Schafgarbenextrakte als Therapeutikum, um eine gesunde Wundheilung zu beschleunigen.[133]

Linderung von Menstruationsbeschwerden

Kräuterpfarrer Sebastian Kneipp war von der Schafgarbe begeistert, speziell als Kraut für Frauen. »Viel Unheil bliebe den Frauen erspart, würden sie ab und zu einmal nach Schafgarbe greifen.«[134] Schafgarbe kann sowohl Regelschmerzen und Bauchkrämpfe infolge der Monatsblutung lindern als auch bei ausbleibender Regel das Einsetzen der Blutung sowie einen regelmäßigen Menstruationsrhythmus begünstigen.
Eine sogenannte Dysmenorrhö ist gekennzeichnet durch krampfartige Unterleibsschmerzen, oft begleitet von Übelkeit, Völlegefühl, Erbrechen, Durchfall und Kopfschmerzen. Eine placebokontrollierte Studie mit jungen Studentinnen untersuchte den Nutzen von Schafgarbentee über drei Tage in zwei Menstruationszyklen hinsichtlich einer möglichen Schmerzreduktion. Der Schafgarbentee zeigte bei den Teilnehmerinnen der Studie eine signifikante Reduktion der Schmerzen.[135] Eine weitere

Studie zeigte, dass eine extrem lange Blutungsdauer durch Tee signifikant verkürzt wird.[136]
Die ausbleibende Regel wird Amenorrhö genannt. In der Volksmedizin und TCM wird die Schafgarbe auch in diesem Fall angewendet,[137] und im Kapitel über Erfahrungen mit Schafgarbe finden Sie einige Fallbeispiele (siehe Seite 124 ff.). Schafgarbe enthält Phytohormone, die ähnlich wirken wie Progesteron und Östrogen. Außerdem regt Schafgarbe die Durchblutung an. Eine Studie belegte die normalisierende Wirkung von Schafgarbe auf den Regelzyklus und das Wiedereinsetzen der Regel.[138] Eine Studienübersicht bestätigt ebenfalls diese auch in der Volksmedizin vieler Regionen bekannte Wirkung.[139]

Positive Wirkung auf die Verdauung

Die Bitterstoffe wie Sesquiterpene regenerieren die Darmflora.[140] Polyphenolreiche Pflanzen wie die Schafgarbe dämmen als Präbiotika das Wachstum von pathogenen Keimen und Pilzen (etwa Candida) im Darm ein und fördern das Wachstum gesunder Darmbakterien wie Laktobazillen.[141] Sowohl Verstopfung wie auch Durchfälle werden gestoppt, Blähungen und Darmkrämpfe werden gelindert, außerdem entwässert Schafgarbe.[142] Innere Blutungen werden zum Stillstand gebracht. Die vielen antientzündlichen und antibakteriellen Stoffe der Pflanze helfen, Magenschleimhaut- und Darmentzündungen auszuheilen.[143] Schafgarbenextrakte können

Geschwüre im Magen-Darm-Trakt eindämmen, und zwar besser als das dafür übliche Medikament *Ranitidin*. Die leberschützende Wirkung von Schafgarbe wurde durch zahlreiche Studien belegt, auch in Humanstudien.[144] Die Leberwerte der Studienteilnehmer verbesserten sich signifikant. Schafgarbenextrakt hat einen galleflussfördernden Effekt und entlastet damit das Organ.[145]

INFO

DIE SCHAFGARBE KANN NOCH VIEL MEHR ...

Es gibt noch zahlreiche weitere Wirkungen von Schafgarbe, die alle wissenschaftlich belegt sind, die ich aber aus Platzgründen in diesem Buch nicht extra aufführen kann, die aber dennoch erwähnt werden sollten. Dazu zählen die Wirkung gegenüber Parasiten, die unterstützende Wirkung auf die Zahngesundheit, die ausgleichende Wirkung in den Wechseljahren, die Thrombose-Prophylaxe, das Plus bei Erkältungen, Fieber und Grippe, die positive Wirkung auf Nierenprobleme, die Hilfe bei der Entgiftung von Schwermetallen und anderen Toxinen und die Wirkung bei Nasenbluten als Blutstiller. Schafgarbe hilft als Venenmittel, den venösen Rückfluss des Blutes zum Herzen zu fördern und damit Symptome wie geschwollene Füße, Krampfadern, Geschwüre, die »Schaufensterkrankheit« und Durchblutungsstörungen des Herzens zu verbessern.[146]

Hilfe für Seele und spirituelles Wachstum

Seelische Probleme und psychische Erkrankungen sind leider »im Kommen«. Eine Befragung der Krankenkasse Axa aus dem Jahr 2025, der »Mental Health Report«, ergab, dass 34 Prozent der deutschen Bevölkerung sich als seelisch krank empfinden – mit psychischen Problemen wie Depressionen, Angststörungen oder Essstörungen, bei der jungen Generation in der Altersgruppe zwischen 18 bis 24 Jahren sind es sogar 54 Prozent.[147]
Psychische Erkrankungen sind laut AOK die Hauptursachen für krankheitsbedingte Arbeitsausfälle – noch vor Rückenleiden. Die häufigsten psychischen Erkrankungen sind Angststörungen, gefolgt von Depressionen.
Zur Schafgarbe sagte Rudolf Steiner: »Im tierischen und menschlichen Organismus kann die Schafgarbe alles ausbessern, was an einer Schwäche des Astralleibes liegt.«[148] Für Rudolf Steiner war der Astralleib der Trieb- und Empfindungsleib, der Seelenleib des Menschen, die Substanz, aus der die menschliche Seele gewoben ist.
Die Kräuterexpertin Katja Swift betrachtet die Schafgarbe als »emotionale Rüstung«, die uns hilft, uns vor der Aufnahme von negativen Schwingungen zu schützen.
Und eine andere Kräuterkundige, Maia Toll, sagt, die Schafgarbe helfe, zur Ruhe zu kommen, unsere Stärke wiederzufinden – und unseren Mut.[149]

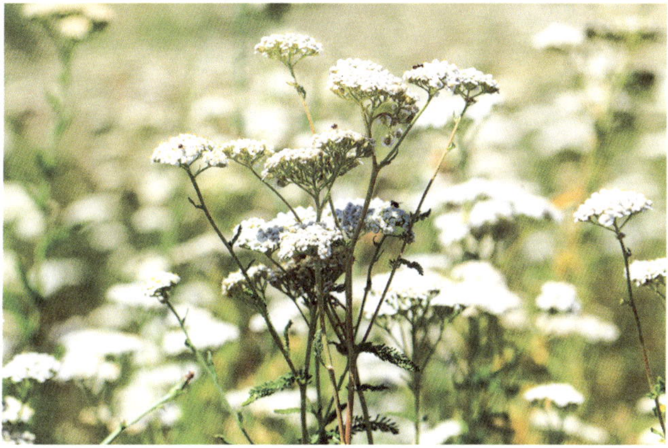

Schafgarbe ist die Pflanze der Gegensätze. Die Blätter sind fragil, der Stiel aber robust. Die Blüte duftet lieblich, ihr Geschmack ist bitter wie Galle. Daher ist die Schafgarbe die ideale Heilpflanze für Menschen, die leicht in Extreme fallen. Sie zentriert, man bleibt in seiner Mitte, kann gelassen das Für und Wider prüfen, bleibt konzentriert und handlungsfähig.[150]

Nach Dr. Malte Hozzel, einem Experten für Aromatherapie und Buchautor, ist die Schafgarbe in der Lage, Traurigkeit, Melancholie und Selbstmitleid zu vertreiben und übererregte Gefühlszustände zu dämpfen. Symbol für seelische Resilienz und Willenskraft ist der starke Stiel, der von einer schönen Blüte, einer Blüte des Lichts, gekrönt ist. Eine starke Astralpflanze kann zu einem »Heiler vieler Wunden« werden. Sein Fazit: Die Schafgarbe besitzt »ein erstaunliches ätherisches Öl mit einer

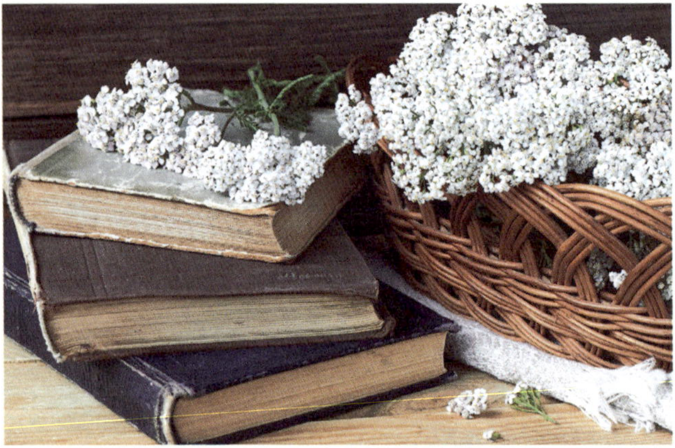

starken Zukunft für die Welt der Aromatherapie.« Auch im englischsprachigen Standardwerk über Schafgarbe steht, dass sie als Tee oder Badezusatz »der Seele hilft und das spirituelle Bewusstsein anhebt«.[151]

In dem für mich beeindruckendsten Buch über die Schafgarbe von Wighard Strehlow und Matthias Krieger *Verletzungen heilen* geht es um Schafgarbe, Bertram und Veilchen. Für Schafgarben-Liebhaber ist dieses Buch fast ein »Muss«. Die Autoren sehen in der Pflanze ein »Psychopharmakon« zur Heilung seelischer Verletzungen und Traumata. Bis heute gibt es kein Medikament, das Verletzungen aus der Kindheit und Traumata wie Vergewaltigungen, seelische Schocks und Überfälle, Kämpfe, Krieg, Folter und Gefangenschaft ausheilen kann. Schafgarbe, so die Autoren, sei dazu in der Lage. Sie stehen hier in der Tradition von Hildegard von

Bingen, die Schafgarbe auch für innere Verletzungen propagierte. Schafgarbenpulver in Tee oder, noch besser, in erwärmten und damit alkoholarmen (»gelöschten«) Wein gerührt, wirke so tief in den seelischen Bereich hinein, dass von hier keine Störungen mehr zu erwarten seien. »Gelöschten Wein« stellt man her, indem man eine halbe Kaffeetasse – für Alkoholempfindliche reichen einige Teelöffel – mit Weißwein füllt und in einer Pfanne erhitzt. Etwas kaltes Wasser bereithalten, knapp vor dem Siedepunkt in den Wein kippen und sofort schluckweise trinken.[152] Besonders die im Wein gelöste Schafgarbe passiere die Blut-Hirn-Schranke, heile beschädigte Nerven. Blockierungen würden aufgelöst, das Selbstwertgefühl werde wiederhergestellt und ein Schutz vor künftigen Verletzungen geschaffen, eine ganz neue und starke Resilienz aufgebaut.[153]

Schafgarbe hilft auch bei Ängsten, depressiven Verstimmungen und Depressionen, wie Studien belegen.[154] Es gibt Hinweise auf einen Zusammenhang zwischen entzündlichen Prozessen im Körper und der Entstehung von Depressionen. Durch ihre entzündungshemmende Wirkung kann Schafgarbe daher depressive Symptome lindern und Depressionen abzumildern.

Siebzig Patienten mit chronischen Darmentzündungen und daraus resultierenden Durchfällen bekamen ein Gemisch aus Weihrauch, Schafgarbe und Ingwer. Häufig ist diese Erkrankung mit Ängsten, Depressionen und weiteren seelischen Beeinträchtigungen verbunden.

Die Patienten, die das Pflanzengemisch bekamen, hatten weniger Ängste und depressive Schübe.[155] In der Volksmedizin wurde Schafgarbe auch häufig zur Behandlung von Stress und weiteren psychischen Beschwerden eingesetzt. In der Traditionellen Chinesischen Medizin wird Schafgarbe seit alters her gegen Depressionen angewandt.[156] Die Studien von I. P. Baretta aus dem Jahr 2012 und von J. Sarris aus dem Jahr 2013 hatten bereits gezeigt, dass Schafgarbe angstlösende Eigenschaften besitzt, eine frühere Studie von J. M. Pires aus dem Jahr 2009 hatte bewiesen, dass Schafgarbe nicht nur Schmerzen lindert, sondern auch seelisch harmonisiert und beruhigt.[157] Eine weitere Studie analysierte ihren Wirkmechanismus zur Lösung von Ängsten: Die Ausschüttung von Gamma-Aminobuttersäure (GABA) wird gefördert. GABA ist der wichtigste hemmende Neurotransmitter im Gehirn und normalisiert das »Gewitter« von Botenstoffen, das gestresste Neuronen verursachen. Es traten kein Gewöhnungseffekt und auch keine Nebenwirkungen ein. Menschen mit Depressionen haben einen um 10 Prozent geringeren GABA-Spiegel als gesunde Menschen.[158]

Das tintenblaue ätherische Öl der Schafgarbe wird vom *Kneippbund Österreich* aufgrund seiner seelisch stark stabilisierenden Wirkung empfohlen: Es regt im Körper die Dopaminproduktion an. Dieser Botenstoff sorgt für Motivation, Tatendrang und Zuversicht und gilt als Teil des körpereigenen Belohnungssystems.[159]

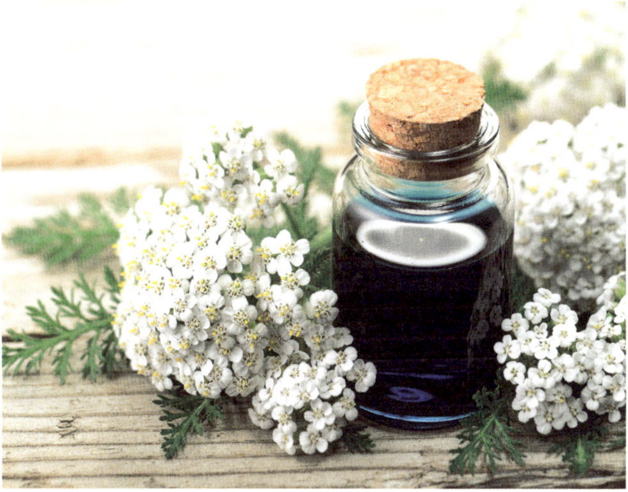

Und auch im Bereich der Psyche gibt es noch eine weitere segensreiche Wirkung der bereits mehrfach erwähnten Polyphenole: Eine Übersichtsstudie wies darauf hin, dass eine polyphenolreiche Ernährung in der Lage ist, Depressionen abzumildern bzw. davor zu schützen, überhaupt erst daran zu erkranken.[160]

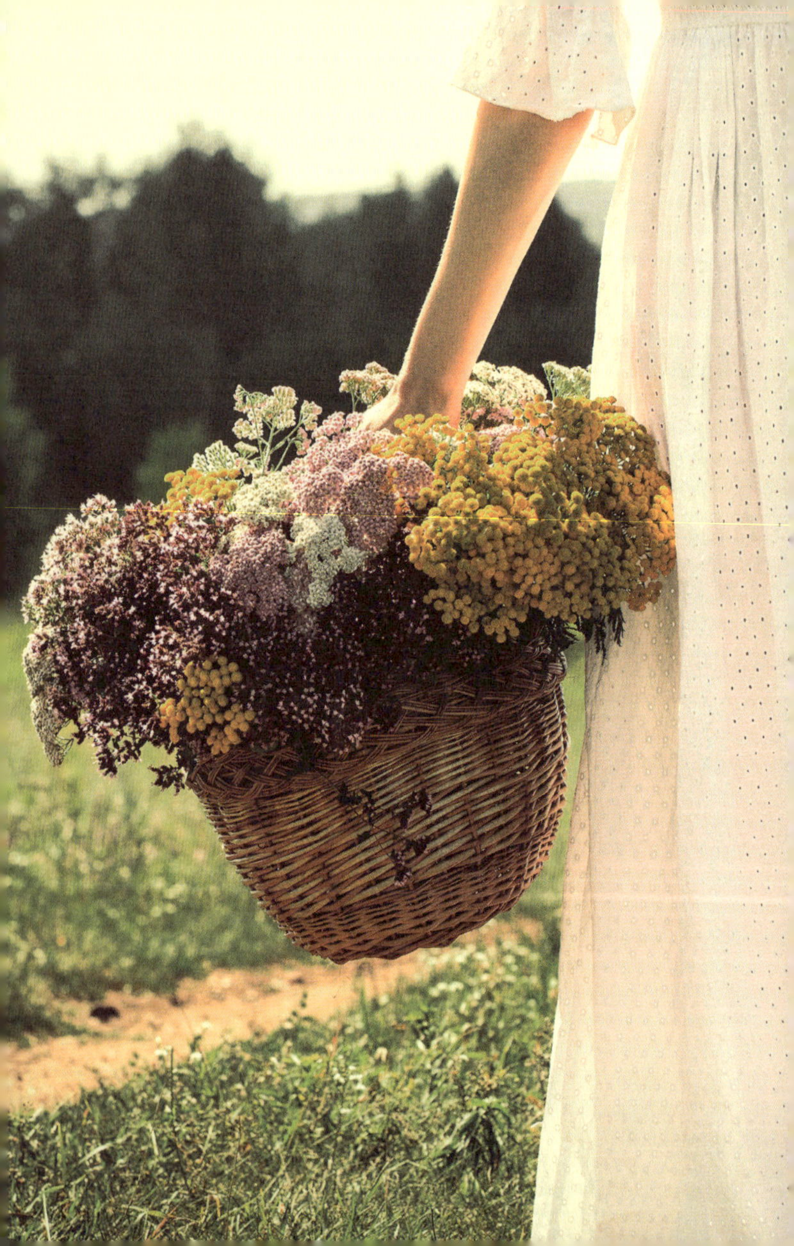

Schafgarbe – Hilfe aus der Hausapotheke

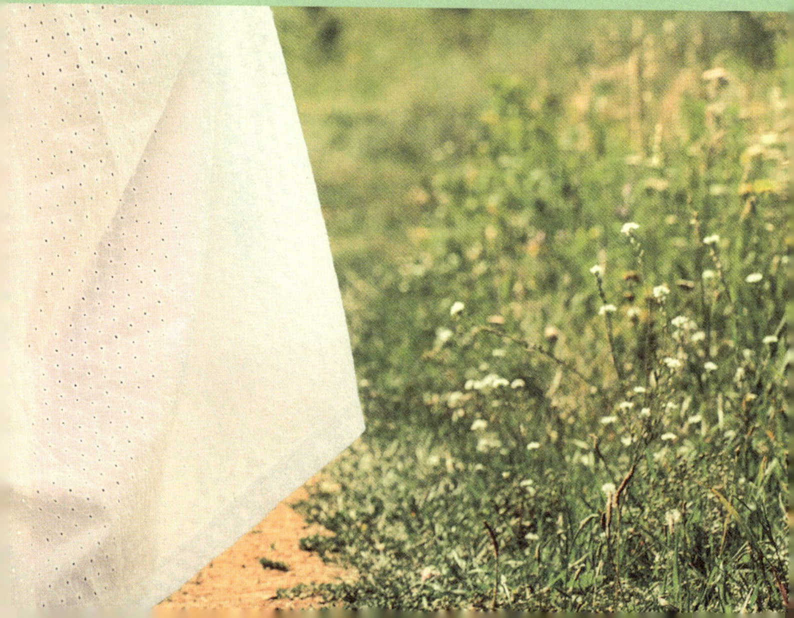

Die Anwendung für Gesundheit und Wohlbefinden

Schafgarbe ist in meinen Augen aus der Hausapotheke nicht wegzudenken. Die Anwendungen sind so vielfältig, dass ich ein kleines Fläschchen mit ätherischem Schafgarbenöl in meiner Handtasche habe, als »Hausapotheke in der Nussschale«, falls sich auf Reisen ein Herpes-Bläschen auf der Lippe ankündigt, ich mich irgendwo verletze oder, wie im letzten Jahr geschehen, von Insekten wie Erdwespen gestochen werde.

INFO

HOLEN SIE SICH FACHLICHEN RAT!

Die Schafgarbe wird weltweit seit langer Zeit in der Volksheilkunde erfolgreich verwendet, sie wird als »sicher« eingestuft (siehe Seite 53 ff.), ist bereits gut erforscht und wird weiter wissenschaftlich untersucht. Und doch bitten wir Sie, liebe Leserin, lieber Leser, im Zweifelsfall und/oder bei schweren Erkrankungen einen Arzt oder Heilpraktiker zu konsultieren.

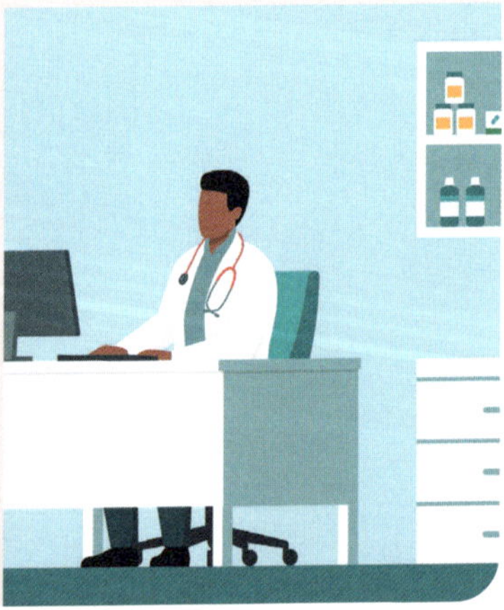

Äußere Anwendungen

Tinktur

Für die Herstellung einer Tinktur braucht man frische Schafgarbenblüten oder getrocknetes Kraut plus Blüten. Man gibt die Blüten (und gegebenenfalls das Kraut) in ein Schraubdeckelglas und lässt noch etwas Platz zum Deckel. Dann füllt man mit Weingeist oder Doppelkorn auf. Die Pflanzenteile sollten gut bedeckt und das Glas nicht ganz voll sein. Das fest verschlossene Glas lässt man an einem warmen Ort mindestens vier Wochen stehen. Danach kann die Tinktur durch einen Kaffee- oder Teefilter abgeseiht werden. Die fertige Tinktur in einer dunklen Medizinalflasche (Apotheke) aufbewahren. Sie hält sich mindestens ein Jahr.

Getrocknete Blüten

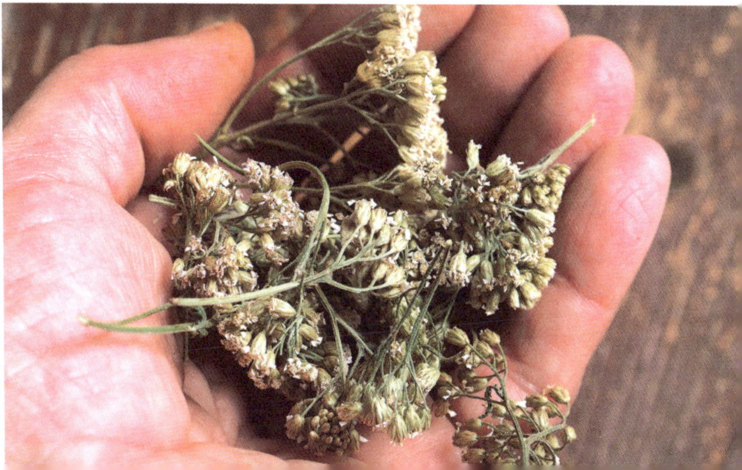

Öl

Schafgarbenöl hilft bei Menstruations- und Verdauungsbeschwerden. Nutzen Sie es für eine zarte Bauchmassage (eine solche beschreibe ich bspw. in meinem Buch »Säuren loswerden«[161] und vermittle sie in Seminaren). Für das Öl brauchen Sie 7 Schafgarbenstängel mit Blüten, ein Gurkenglas mit Deckel und 200 ml kalt gepresstes Bio-Olivenöl. Schneiden Sie die Schafgarbenblüten dicht am Blütenkopf ab, und geben Sie die Blüten in das Glas. Drehen Sie den Stängel um, und streifen Sie die feinen Blättchen dazu. Gießen Sie das Öl darüber, sodass Blüten und Blätter bedeckt sind, und lassen Sie das Glas 4 Wochen in der Sonne bzw. an einem warmen und hellen Platz stehen. Gießen Sie das Öl durch ein Sieb, und bewahren Sie es in einer dunklen Glasflasche auf.

Ölmischung bei Muskelkater und Gelenkproblemen

Sie brauchen hierfür 6 Tropfen ätherisches Schafgarbenöl, 3 Tropfen ätherisches Kamillenöl, 3 Tropfen ätherisches Zitronenöl sowie 30 g Mandelöl als Trägersubstanz.
Mischen Sie die Öle in einem kleinen Glasbehälter.
Massieren Sie die betroffenen Stellen 2- bis 3-mal täglich mit 1 TL der Mischung.

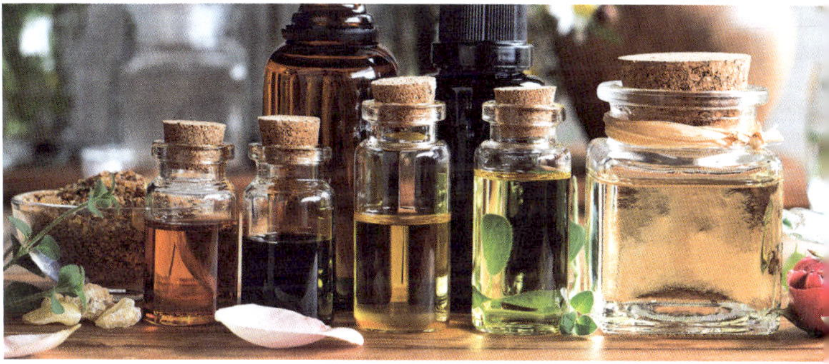

Ölmischung bei Verdauungsproblemen

Sie brauchen hierfür 3 Tropfen ätherisches Schafgarbenöl, 3 Tropfen ätherisches Kamillenöl und 4 Tropfen ätherisches Bergamotteöl sowie als Trägersubstanz 30 g Mandelöl.
Mischen Sie alle Öle in einem sauberen Glasgefäß. Verwenden Sie 1 TL dieser Mischung äußerlich, um damit Ihren Bauch sanft zu massieren (siehe linke Seite).

Ölmischung bei Durchblutungsstörungen

Sie brauchen hierfür 10 Tropfen ätherisches Lavendelöl, 4 Tropfen ätherisches Schafgarbenöl und 12 Tropfen ätherisches Zypressenöl.
Mischen Sie die ätherischen Öle in einem Glasbehälter mit 30 g Trägeröl wie Mandel- oder Sesamöl. Verwenden Sie 1 TL (ca. 5 ml), um die betroffenen Gebiete zu massieren. Am besten legen Sie dabei die Beine hoch.

INFO

SCHAFGARBE ALS INSEKTENSCHUTZ

Schafgarbe hat sich als natürliches und effektives Insektenschutzmittel bewährt, und mittlerweile konnten Studien diese Wirkung belegen.[162] Im Gegensatz zu chemischen Insektenschutzmitteln ist Schafgarbe umweltfreundlich und gesundheitlich unbedenklich für Mensch und Tier. Geben Sie ein paar Tropfen ätherisches Schafgarbenöl auf 1 Esslöffel Trägeröl wie Sesam-, Jojoba- oder Mandelöl. Verrühren Sie die Mischung, und tragen Sie sie auf Ihre Haut auf. Mücken und andere Stechinsekten mögen den Geruch nicht und bleiben Ihnen fern. Wie bei allen äußerlichen Anwendungen sollten Sie vorher einen Hauttest machen, um sicherzugehen, dass Sie Schafgarbe gut vertragen. Oder Sie nutzen eine azulenhaltige und damit allergenfreie Unterart.

In Indonesien wird Schafgarbe als Anti-Malaria-Mittel zur Prophylaxe verwendet. Tatsächlich zeigen Studien, dass besonders die Schafgarben-Unterarten *Achillea magnifica* und *Achillea filipendulina,* aber auch unsere Schafgarbe *Achillea millefolium* eine starke Anti-Malaria-Wirkung gegen die Verursacher *Plasmodium falciparum* aufweisen, und zwar gegen Chloroquin-sensible und Chloroquin-resistente Stämme.[163] Schon Hildegard von Bingen hatte Schafgarbe empfohlen zur Behandlung von *Malaria tertiana,* auch »Wechselfieber« oder »Sumpffieber« genannt.[164] Auch bei uns häufen sich die Fälle von tropischer Malaria. Geflüchtete und Touristen bringen die Erreger in ihrem Blut mit, und durch Insekten wie Mücken werden sie auf andere Menschen übertragen. Im Rahmen der Klimaerwärmung kann sich der Überträger,

INFO

die Anopheles-Mücke, auch bei uns ausbreiten, warnen Wissenschaftler. Dorene Petersen, eine Expertin für Schafgarbenöl, empfiehlt, einen Insektenschutz auf der Basis von ätherischem Öl der Schafgarbe zu entwickeln, zusammen mit Zitroneneukalyptus *Eucalyptus citriodora* und Katzenkralle *Nepeta cataria*, ebenfalls sehr potenten Insektenschutzmitteln.[165]

Ich habe ein Rezept für ein natürliches Insektenschutzmittel mit Schafgarbe gefunden, das nicht nur gegen Mücken und andere Stechinsekten helfen soll, sondern sogar gegen Zecken, die ja leider durch den Klimawandel immer mehr im Kommen sind.[166] Man braucht hierfür 60 ml Schafgarbentinktur, 5 Tropfen Lavendelöl, 5 Tropfen Rosengeranienöl und 5 Tropfen Citronellaöl (alternativ Zitroneneukalyptusöl). Alle Zutaten in eine Sprühflasche geben, gut schütteln und nach Bedarf auf die Haut oder Kleidung aufsprühen.

Falls Sie doch mal gestochen wurden, einfach Schafgarbenblätter zwischen den Fingern zerreiben und den Saft auf die Einstichstelle tupfen. Die Schwellung geht zurück, und der Schmerz lässt schnell nach.

Wenn Sie ein natürliches Mottenschutzmittel suchen, ist Schafgarbe ebenfalls das Mittel der Wahl, egal, ob es sich um Lebensmittel- oder Kleidermotten handelt. Chemische Mottenmittel sind leider nicht nur für Plagegeister, sondern auch für uns giftig und dünsten problematische Aromen aus. Füllen Sie Beutel oder Kissenbezüge mit getrockneter Schafgarbe, Blätter und/oder Blüten, und hängen Sie sie in die Kleiderschränke bzw. in die Speisekammer.

Sitzbad

Ein Schafgarben-Sitzbad kann bei vegetativer Dystonie, Hämorrhoiden, Rückenschmerzen, Menstruations- und PMS-Beschwerden, Scheidenentzündungen, Scheidenpilz und Weißfluss angewendet werden. Schafgarbe wirkt desinfizierend, das Kalium regt die Nierentätigkeit an, und außerdem wirkt die Pflanze antifungal, entkrampfend, entzündungshemmend und antibakteriell.
Man übergießt 75 g frische (alternativ etwa die halbe Menge getrocknete) Schafgarbenblüten und -blätter mit 1 l kochendem Wasser. Das Ganze eine Stunde ziehen lassen, ins Badewasser geben und das Sitzbad eine halbe Stunde genießen. Begleitend dreimal täglich 1 Tasse Schafgarbentee trinken.
Bei Hämorrhoiden nach dem Bad einen in starken Tee getunkten Tampon in den After einführen, bei Scheidenpilz und Ausfluss einen solchen Tampon in die Scheide geben. Über Nacht einwirken lassen und morgens herausziehen, nach Bedarf erneuern.

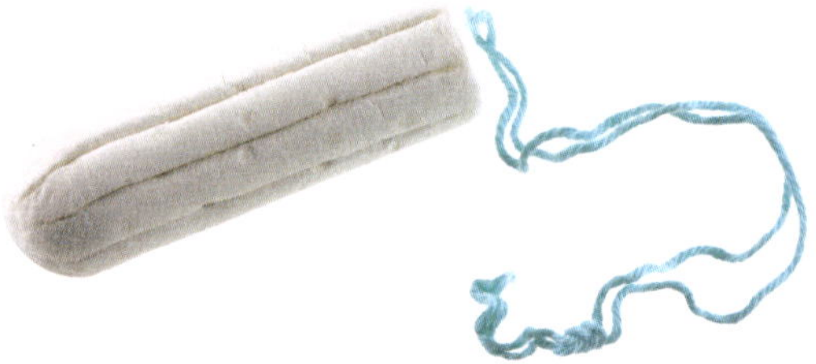

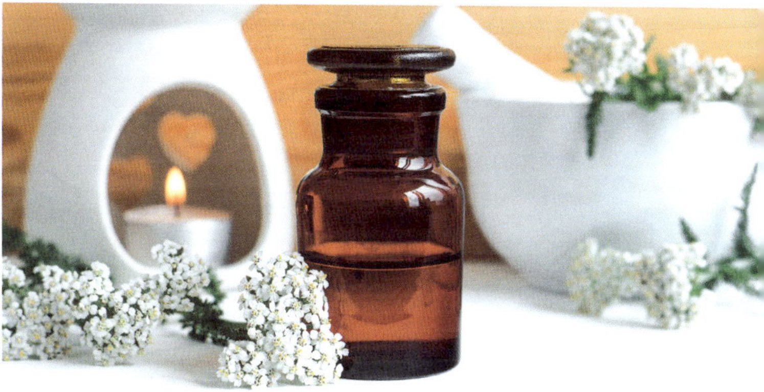

❊ Dufttherapie ❊

Die Dufttherapie hilft bei zu hohem Blutdruck. Sie brauchen ätherisches Schafgarben- und Kamillenöl. Beide Öle vermischen und in einer dunklen Flasche kühl aufbewahren. Vor der Anwendung die Flasche gut schütteln und 2 bis 4 Tropfen auf 100 ml Wasser geben. Füllen Sie Ihren Behälter für Duftöle, und zünden Sie das Teelicht darunter an. Lassen Sie es für eine halbe Stunde in einem gut gelüfteten Raum brennen.

❊ Wundbehandlung ❊

Das, was Hildegard von Bingen schreibt, ist immer noch aktuell: Wenn die Wunde offen ist, die Schafgarbe nicht direkt auflegen, wenn sie geschlossen ist, dann schon. »Nach dem Reinigen der Wunde Schafgarbe leicht in

Wasser kochen und das Wasser etwas ausdrücken und sie noch warm, zart über den Verband binden, der auf der Wunde liegt, und so nimmt es der Wunde das Eitern und Geschwürigwerden und heilt die Wunde. So verfahre man oft, so lange als nötig. Wenn sich die Wunde zusammenzieht und zu verheilen anfängt, dann kann man den Verband entfernen und die gekochte und warme Schafgarbe direkt auf die Wunde legen, und sie heilt noch komplikationsloser und vollkommener.«[167]

Eine weitere Art der Wundheilung besteht darin, das blutstillende Schafgarbenpulver zu verwenden. Dazu sammelt man junge Schafgarbenblätter, trocknet sie und pulverisiert sie in einem Mörser oder einer Kaffeemühle. Bewahren Sie dieses Schafgarbenpulver in einem dunklen Glasgefäß auf. Verwenden Sie es äußerlich bei Insektenstichen, Hautreizungen, Schrunden und Verletzungen. Sie können es mit ein paar Tropfen Wasser zu einer Paste verrühren und mit einem Pflaster oder einer Fixierbinde (Apotheke) befestigen. Diese Anwendung ist nicht nur für chronische Hautprobleme äußerst nützlich, sondern auch für rheumatoide Arthritis und Gicht. Schafgarbe entgiftet und hilft, Harnsäure zu eliminieren.[168]

Kräuterkissen nach Maria Treben

Blüten von Schafgarbe, Kamille, Thymian und Königskerze in der Sonne pflücken und frisch oder leicht übertrocknet in ein Leinensäckchen füllen. Legen Sie das Kissen direkt auf die schmerzende Stelle, zum Beispiel bei Rheuma, Arthrose oder Muskelkater.

Salbe zur Haut- und Lippenpflege

Die Salbe dient als lindernde Hautpflege bei rissigen Lippen oder Händen, bei Sonnenbrand, bei Verbrennungen und Insektenstichen.
Sie brauchen hierfür 10 Stängel blühende Schafgarbe, Schafgarbentinktur, ätherisches Schafgarbenöl, 100 ml Olivenöl, 100 ml Mandelöl, 150 g Lanolin oder Wollwachs und 40 g Bienenwachs.
Von den Schafgarbenstängeln die gefiederten Blätter und Blüten entfernen und mit einem Messer klein schneiden. Das Kraut in eine Kasserolle geben und mit dem Oliven- und Mandelöl auffüllen, sodass alle Pflanzenteile mit Öl bedeckt sind. Die Kasserolle zudecken und 2 Tage kühl stehen lassen. Alles durch ein Lein- oder Mulltuch in ein feuerfestes Glas filtern. Vorsichtig umrühren und auf 40 Grad erwärmen. Nun das Lanolin und das Bienenwachs hinzugeben und rühren, bis alle Komponenten geschmolzen sind. Tropfenweise 1 TL Schafgarbentinktur dazugeben. Unter Rühren die Salbe auf etwa 30 Grad abkühlen lassen und ein paar Tropfen ätherisches Schafgarbenöl beimengen. Dann nochmals gut rühren, die Salbe in Salbendöschen füllen und erkalten lassen. Die Salbe hält sich mindestens ein Jahr.

Salbe bei Rosacea, Venenleiden und aufgescheuerten Hautstellen

Seit ich diese Salbe verwende, sind meine geplatzten Äderchen im Gesicht verschwunden; ich wage mich wieder in die Sauna und mache auch wieder Wechselduschen.

Frische Schafgarbenblätter mit Bio-Olivenöl bedecken. Diese Mischung bei Zimmertemperatur fünf Wochen stehen lassen, dann abseihen. Das Öl mit Bienenwachs (Apotheke) nach Bedarf andicken und in Salbendöschen füllen. Jeden Morgen auf die betroffenen Stellen auftragen. Nach sechs Wochen sollten die geplatzten Äderchen verschwunden sein. Eine fertige Salbe nach diesem Rezept, die auch bei Krampfadern und Venenleiden wirkt, hat die Firma *Kasimir & Lieselotte* in Demeter-Qualität mit allergenfreien azulenreichen Sorten im Programm.

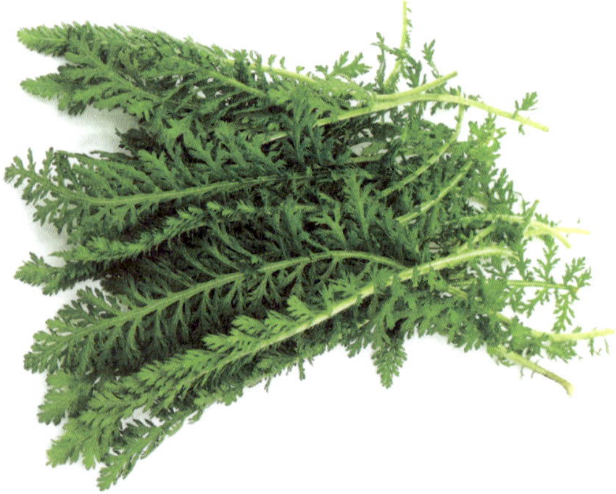

Rescue-Salbe

Diese Salbe ist eine Notfallsalbe gegen Insektenstiche, Schnitte, trockene Füße und trockene, rissige Hände. Man übergießt eine Handvoll frischer Schafgarbenblätter in einer Pfanne mit Olivenöl, sodass sie bedeckt sind. Bei kleiner Hitze einige Stunden köcheln lassen, bis das Pflanzenmaterial zu einer breiigen Masse zerfallen ist. Den Herd ausschalten und die Mischung über Nacht ziehen lassen. Am nächsten Tag die Masse mit einem Kartoffelstampfer zerkleinern und das Öl abfiltern.

Um daraus eine Salbe zu machen, benötigen Sie 5 TL zerkleinertes Bienenwachs, 1 TL flüssiges Lanolin (Wollfett), 1 TL Kokosöl, 1 TL unerhitzten Bienenhonig, $^1/_8$ TL Backpulver und 10 Tropfen ätherisches Schafgarbenöl.

Im Wasserbad Bienenwachs, Lanolin, Kokosöl, Honig und Backpulver – also alles bis auf das ätherische Öl – bei geringer Hitze auflösen und rühren, bis alles gut vermischt ist. Dann ausschalten und auf Zimmertemperatur abkühlen lassen. Danach das ätherische Öl dazugeben und verrühren. In einen kleinen Behälter abfüllen. Wenn im Sommer bei hohen Temperaturen die Salbe zu flüssig werden sollte, mischen Sie einfach etwas mehr Bienenwachs darunter. Alternativ können Sie die Salbe im Kühlschrank aufbewahren. Das Rezept habe ich dem englischsprachigen Standardwerk über Schafgarbe entnommen.[169] Eine fertige Salbe nach diesem Rezept hat die Firma *Kasimir & Lieselotte* im Programm, die Schafgarbe hierfür ist besonders azulenreich, damit allergenfrei und wird nach Demeter-Richtlinien in den Pyrenäen angebaut.

Mundwasser

Nehmen Sie hierfür ätherisches Schafgarbenöl, ätherisches Pfefferminzöl sowie ätherisches Teebaumöl. Mischen Sie jeweils 5 Tropfen in einem sauberen Glasgefäß. Geben Sie 2 bis 5 Tropfen davon mit warmem Wasser in ein kleines Glas. Rühren Sie die Flüssigkeit gut um, und verwenden Sie es 1- bis 2-mal täglich als Mundspülung. Nicht schlucken. Das Mundwasser hält sich im Kühlschrank etwa vier Wochen.

TIPP

Auch ein stark aufgebrühter Schafgarbentee wirkt bei Aphthen und Zahnfleischbluten sowie entzündetem Zahnfleisch.

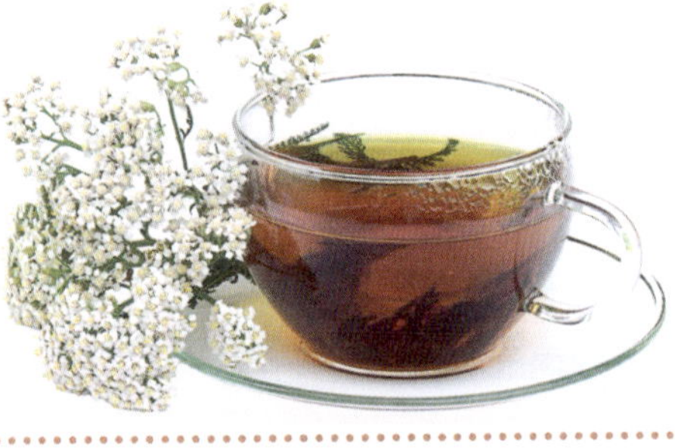

Lippenbalsam

Man braucht hierfür 1 TL Sheabutter (Apotheke, Reformhaus oder Bioladen), 1 TL Bienenwachs, 1 TL Schafgarbenöl – Rezept auf Seite 104 – und 3 TL Honig. Die Sheabutter und das Wachs in eine Schüssel geben und im Wasserbad vorsichtig schmelzen lassen. Schafgarbenöl und Honig hinzugeben, abfüllen und erkalten lassen. Der Lippenbalsam lässt sich auch als Wundsalbe verwenden.

Epistaxis-Kompresse bei Nasenbluten

Sie brauchen 2 EL frisches Dillkraut sowie 4 EL Schafgarbenblätter und -blüten. Wer keine frischen Kräuter zur Hand hat, kann getrocknete verwenden und braucht dann nur die halbe Menge.
Kraut mit Wein befeuchten, in vier Kräutersäcklein verteilen und über Stirn, Schläfen und Brust binden. Mindestens 1 Stunde liegen lassen, gegebenenfalls Anwendung wiederholen, bis das Nasenbluten aufhört. »Die Wirkung ist schlagartig und rasant, fast im Sinne eines Sekundenphänomens«,[170] beteuern Wighard Strehlow und Matthias Krieger.

INFO

SCHAFGARBENWICKEL

Ein Schafgarbe-Leberwickel regt den Leberstoffwechsel sowie den regenerierenden Parasympathikus an und lindert vegetative Erschöpfung. Ich nütze ihn oft nach dem Mittagessen zur Tiefenentspannung. Die Leber freut sich, und damit steigt auch meine Stimmung. Eine Video-Anleitung für einen Schafgarbenwickel finden Sie unter der Vademecum-Internetadresse.[171]

Tunken Sie ein Baumwolltuch in heißen Schafgarbentee, und schlagen Sie dies in ein weiteres Tuch ein. Möglichst heiß auf den Bereich unter der rechten Brust auflegen – in liegender Position. Anschließend eine Wärmflasche von außen seitlich auflegen. Den Wickel so lange behalten, wie es angenehm ist, und nach Ablegen 30 Minuten nachruhen. Der Wickel kann täglich oder mehrmals die Woche angelegt werden. Sie können aber auch fertige Schafgarbenwickel in der Apotheke bekommen.

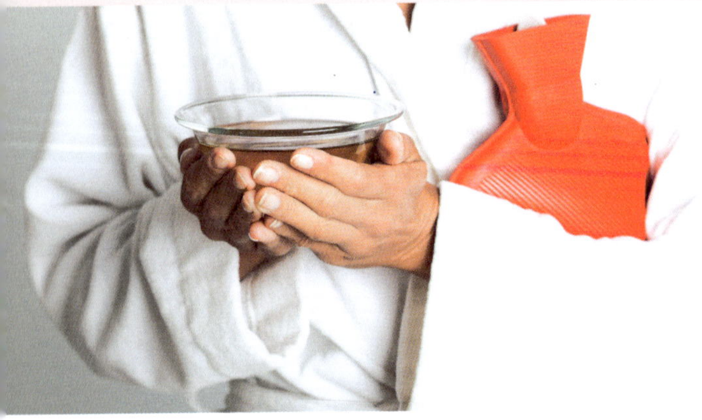

INFO

Bei folgenden Indikationen können Sie Leberwickel mit Schafgarbentee nützen:

- Angst (mit Tee aus der ganzen blühenden oberirdischen Pflanze, alternativ mit Schafgarbenöl)
- Chemotherapie-Nebenwirkungen
- Cholangitis/Entzündung der Gallenwege
- Depression
- Hauterkrankungen
- Lebererkrankungen
- Schlafstörungen (alternativ mit Schafgarbenöl)
- Schwangerschaftserbrechen/Hyperemesis gravidarum
- Schwangerschaftsödeme
- Verdauungsbeschwerden

Bei krampfartigen **Menstruationsschmerzen** (Dysmenorrhoe) oder **Menstruationsstörungen** empfehlen sich Kreuzbein- und Unterbauchwickel mit Schafgarbentee.[172]
Im Falle einer **Covid-19-Erkrankung** können Sie es begleitend mit einem Lungenwickel mit Schafgarbentee versuchen. Und bei **Alkoholproblemen** wird ein Leberwickel mit Schafgarbenöl empfohlen.[173]

Innere Anwendungen

Tee-Grundrezept

Am üblichsten ist die innere Anwendung als Tee. Man nimmt 2 TL frisches oder 1 TL getrocknetes Kraut mit Blüten, übergießt es mit ¼ l kochendem Wasser, lässt das Ganze wegen der wertvollen ätherischen Öle zugedeckt ziehen, etwa 10 bis 15 Minuten, und seiht ab. Der Tee ist vor allem für Kinder sehr bitter. Mischt man ihn zur Hälfte mit Pfefferminztee, schmeckt er lieblich. Wen der Lakritzgeschmack von Steviablättern nicht stört, kann bei der Teezubereitung auch eine Mischung aus Schafgarbe- und Steviablättern nehmen. Die Blätter der Steviapflanze sind wesentlich heilkräftiger als das isolierte Steviosid, was ich ausführlich in meinem Bestseller »Stevia – sündhaft süß und urgesund«[174] beschrieben habe.

Tee bei nervösen Beschwerden

Dieses Rezept stammt von Maurice Mességué, dem berühmten französischen Heilpflanzen-Experten. Er nutzte Schafgarbe bei nervösen Beschwerden, wenn keine anderen Kräuter mehr halfen. Entweder trinkt man jeweils frisch gebrühten Schafgarbentee 3- bis 4-mal täglich. Oder man mischt die Schafgarbe zu gleichen Teilen mit Kamillenblüten und Zitronenmelisse[175]

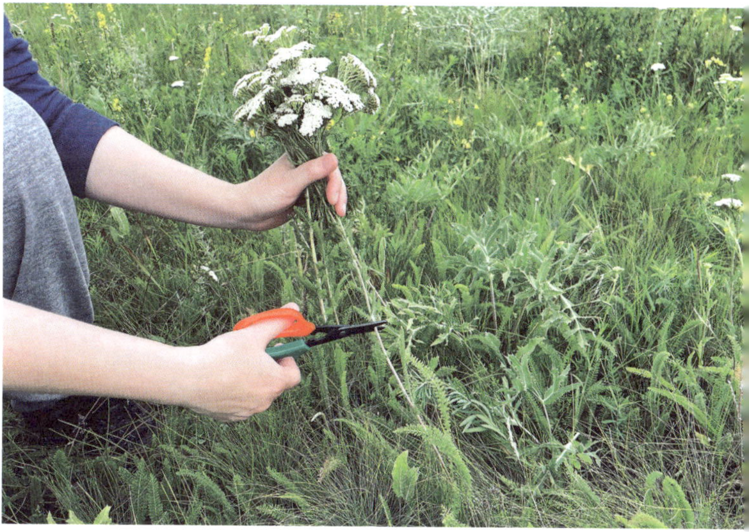

Frische Schafgarbe für den Tee ernten

(die erstaunlichen Heilwirkungen der Zitronenmelisse und anderer Küchenkräuter habe ich in meinem Buch »Heilsame Küchenkräuter« beschrieben[176]).

Erkältungstee

Man mischt zu gleichen Teilen Schafgarbenblüten und/ oder -blätter, Pfefferminzblätter und Holunderblüten. Insgesamt braucht man eine Menge von 1 TL getrockneter oder 2 TL frischer Kräuter. Mit 1 Tasse kochendem Wasser übergießen und für 10 Minuten ziehen lassen. Stündlich eine Tasse davon trinken.

INFO

TEES NACH MARIA TREBEN

Maria Treben hat in ihrem Buch »Gesundheit aus der Apotheke Gottes« verschiedene Zubereitungsformen aus der Schafgarbe zu Beschwerden und Erkrankungen benannt.[177]
Finden Sie sich zurecht über die folgenden Kürzel:
T = Tee, MT = Tee aus Schafgarbe, Ringelblume und Kamille, SB = Sitzbad und VB = Vollbad.

Adenom: MT
Altersjucken: T
Angina pectoris: T
Appetitlosigkeit: T
Augenschmerzen: T
Ausfluss: SB und T
Bauchspeicheldrüse: MT
Bettnässen: SB
Blähungen: T
Blasenschwäche: T und SB
Blutbildung: T
Blutreinigung: T
Blutstillung: T
Brustkrebs: MT und äußerlich Ringelblumensalbe
Darmerkrankung: MT
Darmkrebs: MT
Depressionen: MT
Durchblutungsstörungen: MT aus Schafgarbe und Zinnkraut
Eierstockentzündung: MT und SB
Erkältung: T
Fehlgeburt: MT aus Schafgarbe und Frauenmantel
Gebärmutterentzündung: T und SB
Hämorrhoiden: T und äußerlich Schafgarbensalbe
Hauterkrankungen: T und MT
Herzprobleme: MT
Knochenkrebs: T
Knochenmarkserkrankungen: T, SB und mit Schafgarbentinktur einreiben
Kopfschmerzen: T
Kreislaufstörungen: T
Leberstörungen: T und MT
Leukämie: MT
Lungenerkrankungen: T
Lungenkrebs: T
Lupus: T
Lymphdrüsenerkrankungen: MT

INFO

Magenblutungen: T
Magenkrämpfe: T
Menstruationsbeschwerden: T und MT
Migräne: T und MT und Einreiben mit Schafgarbentinktur
Muskelkater: MT
Myom: SB
Nasenbluten: T
Nervenentzündungen von Beinen und Armen: VB und Kissen
Osteoporose: T und 1-mal monatlich VB
Parkinson: T
Periode unregelmäßig: MT aus Schafgarbe und Frauenmantel
Rheuma: T
Rückenschmerzen: T
Schilddrüsenerkrankungen: MT
Schuppenflechte: MT
Schwindel: T
Sodbrennen: T
Stuhlverstopfung: T
Trigeminusneuralgie: MT aus Schafgarbe, Johanniskraut, Kamille, Königskerze, Thymian und Bärlappsporen
Übelkeit: T
Unruhe: T und SB
Unterleibserkrankungen: T, MT und SB
Wechseljahre: T, MT und SB 1-mal die Woche
Wunden offen: T und MT.

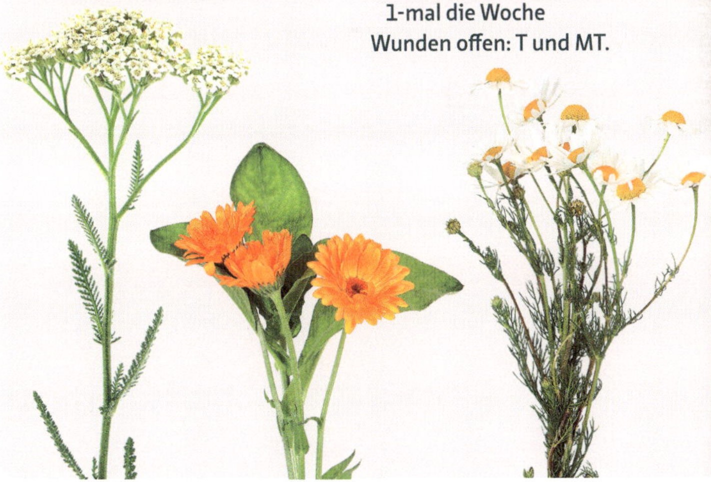

Mischsaft

Eine weitere Empfehlung von Maria Treben: Schafgarbe, Brennnessel, Spitzwegerich und Löwenzahn frisch pflücken und waschen. In den Entsafter geben. Stündlich 2 EL Saft einnehmen, z. B. bei Darmbeschwerden oder Menstruationsbeschwerden.

Frauenwein

Hildegard von Bingen schwor bereits im 11. Jahrhundert auf diesen Wein. Man braucht 1 Zweig Schafgarbe, 1 Zweig Beifuß, ein weithalsiges Gefäß, etwas Zimt sowie 1 l Bio-Rotwein. Geben Sie den Wein mit den anderen Zutaten in das Gefäß. Das Ganze abgedeckt etwa eine Woche ziehen lassen, dann abseihen. Dieser Trunk – in Schnapsgläschenmenge konsumiert – verleiht Kraft und Gesundheit.

Herzwein bei Herzproblemen und nervösen Störungen

Dieser Herzwein wurde schon von Hildegard von Bingen empfohlen, und zwar bei nervösem Herz, einem schwachen Kreislauf und angegriffenen Nerven. Hierfür benötigen Sie 2 Handvoll frische Schafgarbenblätter und -blüten, 2 Handvoll frische Zitronenmelissenblätter, 2 Handvoll frische Weißdornblätter, 1 l guten Bio-Rotwein und ein Glasgefäß mit einem weiten Hals. Schneiden Sie die Kräuter klein, und geben Sie sie zusammen mit dem Wein in das Glasgefäß. Drei Wochen stehen lassen und ab und zu umrühren. Dann den Wein in eine dunkle Flasche abfüllen und tagsüber und abends jeweils nur 1 Schnapsglas davon trinken. Dieser Herzwein fördert auch einen ruhigen und erholsamen Schlaf.

Pulver bei inneren Verletzungen

Hildegard von Bingen schreibt: »Wer eine innerliche Verletzung erlitt, der pulvere (getrocknete) Schafgarbe und trinke dieses Pulver im warmen Wasser. Wenn es schon besser geht, trinke er das Pulver im warmen Wein bis zur Heilung.«[178] Heutzutage macht es keine Mühe mehr, getrocknetes Schafgarbenkraut zu pulverisieren. Ein Trunk aus Schafgarbenpulver[179] und Wasser oder Pulver im Smoothie kann bei inneren Blutungen und dem Leaky-Gut-Syndrom, einem löchrigen Darm, helfen.

Frischsaft

Sie können Schafgarben-Frischsaft in Tee, Smoothies und nicht mehr kochende Suppen geben. Geben Sie 2 bis 3 Handvoll frische Blätter, Blüten und Stängel in einen Mixer, und zerkleinern Sie sie. Durch ein Mulltuch gründlich auspressen. Den Schafgarbensaft zugedeckt bis zu drei Tage im Kühlschrank aufbewahren.

Erfahrungsberichte rund um die Schafgarbe

»When you use a living medicine and get well, you feel that the world is alive and aware and wants to help you. People often talk about saving the earth. But how many times have you experienced the earth saving you?«[180]
Das heißt übersetzt: Wenn du eine lebendige Medizin einnimmst, und du bist geheilt, fühlst du, dass die Welt lebendig und achtsam ist und dir helfen will. Menschen reden darüber, die Erde zu retten. Aber wie oft hast du erlebt, dass die Erde dich gerettet hat?
Stephen Buhner, der viele Bücher über Heilpflanzen und Heilpflanzen-Therapien geschrieben hat, drückt in diesem Zitat aus, dass es nicht nur darum geht, die Erde zu retten, sondern dass sie uns mit ihren Heilpflanzen schon so oft gerettet hat.
In den Erfahrungsberichten der Anwender drücken sich Verwunderung und Dankbarkeit über die Heilerfolge mit Wildkräutern wie der Schafgarbe aus. Das breite Spektrum der Indikationen ist in meinen Augen beeindruckend. Die Heilpflanze wirkt offenbar regulierend und ausgleichend auf viele Organsysteme und stärkt den inneren Arzt. »Medicus curat, natura sanat.« Der Arzt behandelt, die Natur heilt. An diesen Satz des berühmten Arztes der Antike, Hippokrates von Kos, muss ich dabei stets denken.

Die im Folgenden geschilderten Erfahrungen habe ich dem Buch »Maria Trebens Heilerfolge« entnommen.[181] Für Maria Treben sind die Erfolge mit Heilkräutern ein Zeichen der »Güte des Allmächtigen«, der uns in Not und Krankheit nicht im Stich lässt. In ihren Augen liegen der Segen und die besondere Gnade »unserer himmlischen Mutter«[182] auf ihnen in einer ganz besonderen Tiefe und Heiligkeit, die man beim Pflücken empfinden kann. Einer der Menschen, die durch ihre Heilpflanzentipps geheilt wurde, bezeichnet Heilkräuter als »die unsichtbaren Hände Gottes«. Mir ist aufgefallen, dass Schafgarbe oft mit Ringelblume und Brennnessel zusammen als Tee getrunken wird und die Menschen vielfach zusätzlich Schwedenbitter einnehmen, den es übrigens auch alkoholfrei für Kinder und Menschen gibt, die auf Alkohol empfindlich reagieren.

Arthritis

- Eine fünfzigjährige Frau bekam solch heftige Schmerzen in beiden Handgelenken, dass sie aufgrund einer Arthritis krankgeschrieben wurde und ihre Daumen nicht mehr bewegen konnte. Eine neunwöchige schulmedizinische Behandlung konnte ihr nicht helfen. Ihre Nachbarin riet ihr zu Schafgarbentee und -bädern. Schon nach dem dritten Tag konnte die Frau ihre Daumen wieder schmerzfrei bewegen und zur Arbeit gehen.

Herzprobleme

- Ein Mann litt unter Herzbeschwerden, Luftnot, Schwindel, Durchblutungsstörungen der Beine, Ischias und Bronchitis. Er musste seinen Beruf als freischaffender Künstler aufgeben. Nach einer Kur mit frischer Schafgarbe und Brennnessel verschwanden alle Beschwerden, und er kann wieder arbeiten.
- Ein Mann hatte einen Herzinfarkt, in dessen Folge Teile des Herzmuskels operativ entfernt werden mussten. Eine Kur mit Mistel-Herzwein, Schafgarbe, Ehrenpreis und Schwedenkräutern führte dazu, dass er keine Beschwerden mehr hat.
- Eine Frau litt unter einer doppelseitigen Herzerweiterung und Angina-pectoris-Anfällen. Seit sie eine Teemischung aus Schafgarbe, Brennnessel und Ringelblumen trinkt, hat sie keine Anfälle und Herzbeschwerden mehr.

Seelische und neurologische Themen

- Eine Frau litt monatelang unter Depressionen. Dank einem Tee aus frischer Schafgarbe, Brennnessel und Spitzwegerich waren ihre Depressionen nach vier Wochen verschwunden und kamen auch nicht wieder.
- Einer Frau machte Nervosität zu schaffen. Sie trank abwechselnd Schafgarben-, Thymian-, Brennnessel- und Zinnkrauttee, und ihre Nervosität legte sich.

- Eine alte Dame klagte jahrelang über Nervenschmerzen. Mit Schafgarbentee, den sie jeden Abend trinkt, ist sie mittlerweile schmerzfrei.
- Ein zweiundsechzigjähriger Mann ist an Morbus Parkinson erkrankt. Seit er Schafgarbentee trinkt, sind die starken Krämpfe in seiner linken Hand nicht mehr aufgetreten.
- Ein anderer Parkinson-Patient trinkt morgens Brennnesseltee mit Schwedenbitter und nimmt stündlich bis mittags Schafgarbenessenz ein. Das Zittern ist für Außenstehende nicht mehr erkennbar, der Gang wurde besser, und auch die Müdigkeit ist nicht mehr so ausgeprägt.
- Ein junges Mädchen litt unter häufigen und schweren epileptischen Anfällen. Ihre Eltern bereiteten ihr Schafgarben-, Thymian- und Johanniskraut-Bäder zu. Täglich bekam sie Schwedenkräuter-Umschläge auf den Hinterkopf gelegt. Jetzt hat sie nur noch selten Anfälle, und diese, wenn, nur nachts und deutlich schwächer.

Unterleibsbeschwerden

- Eine Frau mit Menstruationsbeschwerden, die jahrelang wegen der Schmerzen während ihrer Periode einen Tag im Bett verbringen musste, trinkt täglich vier Tassen Schafgarben- und Brennnesseltee und hat keinerlei Beschwerden mehr.

- Bei einer Achtzehnjährigen fiel die Periode aus. Sie trank daraufhin morgens nüchtern Schafgarbentee, und die Regel stellte sich wieder ein.
- Eine Frau litt unter Unterleibsbeschwerden, die sie mit einem Tee aus Schafgarbe, Kamille und Frauenmantel heilte.
- Eine Frau litt unter einer Unterleibsentzündung, die sie durch das Trinken von Schafgarbentee, zwei Zinnkraut-Sitzbädern und zwei Schwedenkräuter-Auflagen ausheilte.
- Eine Frau hatte ein Myom, das sie erfolgreich mit Schafgarben-Sitzbädern behandelte.

Verdauungsbeschwerden und -krankheiten

- Ein Mann litt unter blutigem Durchfall. Nach vierzehn Tagen einer Teekur mit Schafgarbe, Ringelblume und Brennnessel war er wieder arbeitsfähig.
- Ein neunjähriger Junge litt unter Magenkrämpfen und war abgemagert. Durch zwei Tassen Schafgarbentee pro Tag und zusätzlich einen Teelöffel Schwedenbitter bekam er wieder einen normalen Appetit.
- Ein Mann litt jahrzehntelang unter Darmbeschwerden. Dank einer Mischung aus Ringelblumen-, Schafgarben-, Brennnessel- und Kamillentee plus Schwedenbitter funktionierte seine Verdauung wieder normal.

- Ein anderer Mann hatte eine infektiöse Gelbsucht und zwei Wochen lang keinen Stuhlgang. Er bekam Ringelblumen-, Schafgarben- und Brennnesseltee sowie Fußbäder mit denselben Kräutern. Am zweiten Tag stellte sich der Stuhlgang wieder ein und am dritten Tag der Appetit.
- Ein Mann litt unter einer starken Übelkeit, begleitet mit Durchfällen alle paar Stunden. Mit einem Tee aus Schafgarbe, Brennnesseln und Ringelblumen verschwanden die Beschwerden.
- Eine Frau verlor eine »böse Darminfektion« in kurzer Zeit mit derselben Teemischung.
- Eine Frau berichtet, dass sie ihre nicht-alkoholische Fettleber mit Schwedenbitter-Dunstumschlägen und Schafgarbentee unter Kontrolle brachte und ihre Leberwerte normalisieren konnte.
- Eine Frau litt unter Verdauungsbeschwerden wie Verstopfung und einer chronischen Blasenentzündung mit Blut im Urin. Mit einem Tee aus Schafgarbe, Frauenmantel und Kamille wurde sie ihre Beschwerden los.
- Ein Mann heilte seine Gastritis mit Schwedenbitter und Schafgarbentinktur und kann jetzt wieder alles essen.
- Ein Mann litt unter schweren Darmblutungen, bei ihm wurde Darmkrebs diagnostiziert. Er begann mit dem Trinken von Kräutertee aus Schafgarbe, Ringelblume und Brennnessel sowie Schwedenbitter. Die Darmblutungen hörten auf, und er ist ohne Operation wieder voll arbeitsfähig.

Die Schafgarbe für die Schönheit von Haut und Haar

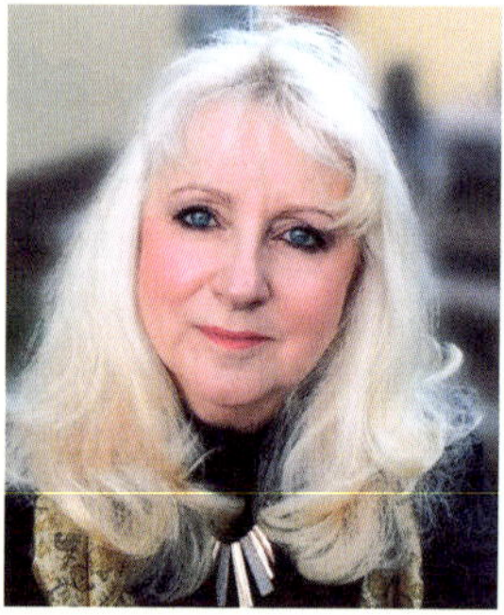

Jana Ellmer ist Expertin für Wildkräuter und mit einer Porzellanhaut gesegnet, wovon jede Frau träumt. Sie entführt uns in ihre Kosmetik-Geheimnisse: »Die Schafgarbe ist für mich eines der wichtigsten Kräuter. Sie ist klein und unscheinbar und doch beeindruckend, was ihre wirksamen Inhaltsstoffe und die Fülle an Anwendungsmöglichkeiten betrifft. Außerdem hat sie die Fähigkeit, ihre Heilwirkung und Krankheitsresistenz auf andere Pflanzen in ihrer unmittelbaren Nähe zu übertragen. Als Alleskönnerin wurde sie früher nicht umsonst ›Heil der Welt‹ genannt.«

Blütenwasser

Selbst gemachtes Gesichtswasser mit Schafgarbe ist eine wahre Wohltat für die Haut. Die Herstellung ist denkbar leicht: einfach getrocknete Schafgarbenblüten mit kochendem Wasser übergießen, 20 Minuten abgedeckt ziehen lassen, abkühlen, abfiltern und in kleine dunkle Flaschen füllen.

Nutzen Sie dieses Gesichtswasser für die tägliche Hautpflege, vor allem, wenn Ihre Haut zu Akne und Unreinheiten neigt. Vergrößerte Poren verkleinern sich, und das Schafgarben-Blütenwasser wirkt hautstraffend! Dieses Gesichtswasser hilft auch gereizter Haut nach dem Rasieren als After Shave und nach Kosmetikbehandlungen wie dem Wachsen, außerdem verhindert es Narbenbildung. Eine kleine Sprühflasche im Wandergepäck ist ideal, da das Wasser die Haut vor Schäden durch Sonne und Wind schützt.

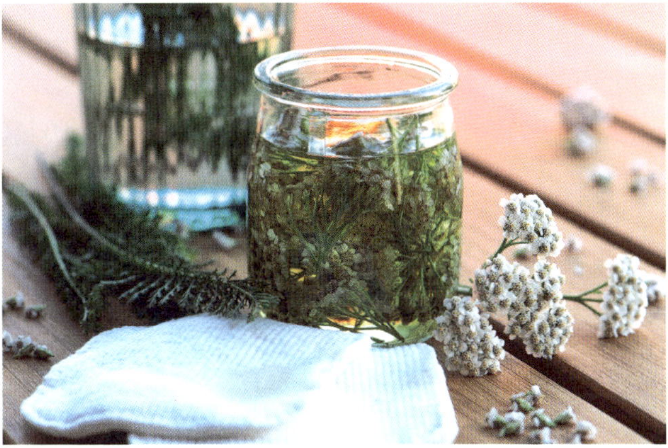

Gesichtsmaske

Sie können alle Hautmasken statt mit Wasser mit Schafgarben-Blütenwasser herstellen. Vermischen Sie Schafgarbenblüten mit Heilerde, Quark oder Joghurt zu einer cremigen Konsistenz. Bei Heilerde geben Sie Schafgar-

ben-Blütenwasser hinzu. Ein kleiner Löffel Honig und Eigelb runden die Wirkung ab.
Tragen Sie die Maske aufs gereinigte Gesicht auf, und legen Sie sich hin, bis die Maske getrocknet ist. Danach das Gesicht mit lauwarmem Wasser sanft abwaschen und mit Schafgarben-Blütenwasser betupfen. Genießen Sie den Blick in den Spiegel!

Gesichtsöl

Dieses Gesichtsöl glättet und beruhigt die Haut. Bereiten Sie immer nur eine kleine Menge davon zu, damit es frisch bleibt. Vermischen Sie 3 Tropfen ätherisches Öl der Schafgarbe, 3 Tropfen ätherisches Öl der Römischen Kamille und 3 TL Mandelöl in einem kleinen Glasbehälter, und massieren Sie abends eine kleine Menge in Nacken und Gesicht ein. Das Öl hält sich im Kühlschrank etwa 2 Wochen.

Gesichtsdampfbad zur Reinigung

Ein Schafgarben-Gesichtsdampfbad reinigt Ihre Gesichtshaut porentief, leitet Toxine aus, verbessert die Durchblutung und macht die Haut samtweich.
3 TL frische oder 1 ½ TL getrocknete Schafgarbenblätter und -blüten mit 250 ml kochendem Wasser übergießen. Beugen Sie sich über den Topf, und ziehen Sie ein Badelaken über Kopf und Topf, damit der Dampf nicht

entweichen kann. Augen schließen und 8 bis 10 Minuten entspannt genießen. Danach das Gesicht mit warmem Wasser abspülen und sanft trocken tupfen.

Reinigungsmilch

Sie brauchen ¼ Salatgurke, 1 TL frische Schafgarbenblätter oder -blüten, alternativ ½ TL getrocknete, 100 ml stilles Wasser und 1 TL Honig.
Alles in einem Mixer homogenisieren. Abends in die Gesichtshaut einmassieren und einige Minuten einwirken lassen. Mit lauwarmem Wasser abspülen und das Gesicht trocken tupfen. Den Rest im Kühlschrank für den nächsten Abend aufbewahren.

Gesichtscreme für eine schöne und glatte Haut

Hierfür brauchen Sie 1 TL getrocknete oder 2 TL frische Schafgarbenblüten, 250 ml kochendes Wasser, ⅛ TL Backpulver, 1 TL Jojobaöl, 80 ml Mandel- oder Sesamöl und 1 TL zerkleinertes Bienenwachs.
Legen Sie die zerkleinerten Blüten in ein hitzestabiles Gefäß. Gießen Sie das kochende Wasser darüber, und lassen Sie das Ganze über Nacht ziehen. Seihen Sie morgens die Blüten ab. Mixen Sie die Öle und das Bienenwachs in einem Messbecher, und erhitzen Sie das Ganze so lange im Wasserbad, bis das Bienen-

wachs geschmolzen ist; rühren Sie dabei ab und zu um. Mischen Sie das Schafgarbe-Wasser mit dem Backpulver und erhitzen Sie diese Lösung, bis sie fast kocht. Nehmen Sie dann die Öl-Bienenwachs-Mischung aus dem Wasser. Geben Sie langsam die Backpulver-Lösung zur Bienenwachs-Mischung, und rühren Sie eifrig. Lassen Sie die Mischung abkühlen, und gießen Sie sie in ein sauberes Gefäß mit Deckel. Massieren Sie morgens und abends eine kleine Menge in Ihre Gesichtshaut. Die Creme hält ungefähr ein Jahr.

Badezusatz

Ein Vollbad ist eine Umarmung von Körper und Seele. Die Haut wird erfrischt, und nach einem langen Tag auf den Beinen entspannt ein Schafgarbenbad herrlich und lindert Venenprobleme. Für ein Vollbad werden 100 g getrocknetes Schafgarbenkraut mit Blüten in 1 l Wasser aufgekocht. Den Sud ca. 20 Minuten ziehen lassen, abseihen und dem Badewasser zufügen. Dazu eine schöne Musik, und die Stunde Wellness in Ihrem eigenen Zuhause kann beginnen.

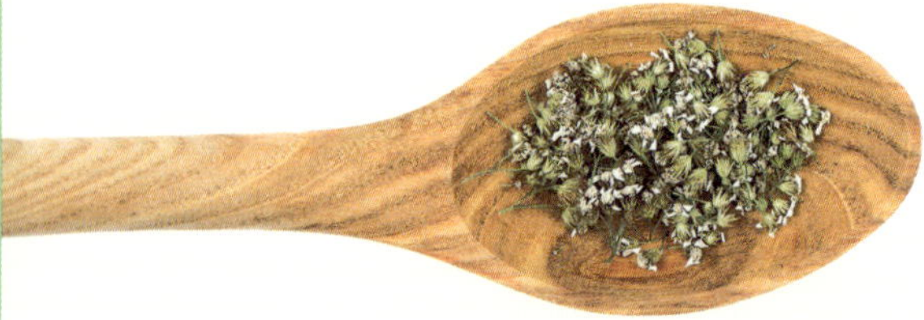

Pflegende Körperöle

Selbst gemachtes Schafgarbenöl eignet sich ideal zur Hautpflege, bspw. nach dem Bad. Man verwendet frische oder getrocknete Schafgarbenblüten (zu den Mengen vgl. Seite 104) sowie die gemörserten Samen der Nachtkerze und lässt das Ganze in hochwertigem Pflanzenöl über mehrere Wochen an einem warmen Ort durchziehen. Anschließend abseihen und in dunkle Flaschen füllen. Für die Hautpflege an empfindlichen Stellen wie Gesicht und Hals verwende ich als Basis gern Mandelöl. Das zieht schnell ein und fettet nicht nach. Schafgarbe und Nachtkerzensamen sind Alleskönner in Sachen Hautregeneration und -beruhigung. Ihre Haut wird Ihnen die Pflege danken, und Sie werden viele Komplimente für Ihr Aussehen bekommen.

Belebende Fußbäder

Fußbäder sind ein schneller Kick für müde und geschwollene Füße und machen die Haut schön weich. Hierfür eignet sich frische oder getrocknete Schafgarbe, wobei man grundsätzlich bei getrockneten Kräutern immer nur die halbe Menge nimmt. 2 EL frische Schafgarbe oder 1 EL getrocknete in einen Strumpf oder großen Teefilter füllen. Mit kochendem Wasser übergießen. Nach dem Abkühlen kann die Wellness-Stunde für die Füße beginnen.

Haarspülung

Man sagt, der schönste Schmuck der Frau sei ihr Haar. Das Haar ist ein Spiegel der Gesundheit und sollte glänzend und kräftig sein. Stumpfes oder strähniges Haar ist oft Ausdruck dafür, dass ein körperliches oder seelisches Ungleichgewicht vorliegt. Schafgarbe regt das Haarwachstum an und wirkt gegen Schuppen und Ekzeme. Besonders geeignet ist sie für schnell fettendes Haar.
Für die Spülung sind 2 bis 3 EL getrocknete Schafgarbe nötig. Bei empfindlicher Kopfhaut verwenden Sie bitte nur die Blüten.
Übergießen Sie die Schafgarbe mit 500 ml heißem Wasser, und lassen Sie den Tee eine halbe Stunde abgedeckt ziehen. Nach dem Abkühlen und Filtrieren gibt man noch einen Schuss Apfelessig hinzu, und fertig ist die Haarspülung. Nach der Haarwäsche die Spülung über die Haare und die Kopfhaut gießen und nicht mehr ausspülen. Die Haare werden wunderbar weich und leicht kämmbar. Keine Sorge: Der Duft der Schafgarbe verflüchtigt sich nach wenigen Minuten.

Haarwasser

Als Haarwasser nimmt man einen Teeaufguss aus Schafgarbenblüten. Nach der Haarwäsche die Kopfhaut damit besprühen. Das stärkt die Kopfhaut und beugt wirksam Haarausfall und Schuppenbildung vor.

Schmackhafte und gesunde Rezepte

Die Schafgarbe hat auch in der Küche ihren verdienten Platz, denn alle oberirdischen Pflanzenteile kann man verwenden. Die Pflanze duftet herrlich und schmeckt herb-würzig. Schafgarbe peppt Wildkräuteraufstriche und Salate auf – auch Kartoffel- und Nudelsalat –, eignet sich aber auch für Tomatensoßen. Lecker ist klein geschnittene Schafgarbe auch in Salsa und Gazpacho.
Am besten verwenden Sie junge Blätter, alte Blätter werden recht bitter. Die Blätter kann man kurz in Kokosöl dünsten und mit 1 EL Olivenöl sowie mit Salz und Pfeffer gewürzt als Beilage reichen. Mit den Blüten lassen sich Pürees, Salate und Desserts dekorieren. Der bittere Geschmack wird abgemildert durch liebliche Kräuter wie Estragon, Kerbel und Pfefferminze.

INFO

INTERESSANTE IDEEN AUS GROSSBRITANNIEN

Wer Englisch kann: Ich empfehle, unter www.eatweeds.co.uk den Newsletter des Kräuterexperten Robin Harford zu abonnieren – er nutzt Schafgarbe für viele Rezepte.

Sättigendes Frühstücksmüsli

Dieses Frühstück schmeckt lecker, ist gesund und macht für Stunden satt. Eine Handvoll Rosinen über Nacht einweichen. Morgens mit dem Einweichwasser und 2 EL Haferflocken (ich empfehle die glutenfreien von Demeter) und 6 getrockneten Wildaprikosen 10 Minuten köcheln lassen. In eine Müslischüssel füllen und mit 1 EL Olivenöl, 1 EL Erdmandelflocken, 2 TL Sesamsamen und 1 EL fein geschnittenen jungen Schafgarbenblättern vermischen. Alternativ kann man auch alle Zutaten roh verrühren.

Kartoffelpüree zum Genießen

Man braucht hierfür ½ Tüte Bio-Kartoffelpüree, ½ Tüte Soja-Geschnetzeltes, 2 Handvoll Schafgarbenblätter, klein gehackt, 1 klein geschnittene Avocado, 1 EL Sesamsamen, 1 EL Cashewnussmus und Wasser nach Bedarf.

Soja-Geschnetzeltes in reichlich Wasser ¼ Std. einweichen. Einweichwasser abgießen und trinken – glauben Sie mir, es schmeckt gut. Kartoffelpüree mit warmem Wasser zu einem Brei verrühren, mit den weiteren Zutaten gründlich vermischen und genießen. Sie können natürlich auch Kartoffelpüree frisch zubereiten. Schmeckt auch wunderbar mit Süßkartoffelstampf.

Feines Rührei

Sie benötigen 2 Handvoll junge Schafgarbenblätter, Kokosöl, 8 Eier, etwas Pflanzenmilch, Salz, Pfeffer und 4 Scheiben Vollkornbrot.
Die Schafgarbenblätter – nach Wunsch ein paar zum Garnieren beiseitelegen – waschen, schneiden und auf kleiner Flamme 15 Minuten sanft in Wasser köcheln lassen, dann abgießen (Sie können das Kochwasser als Tee verwenden). Kokosöl nach Bedarf in einer Pfanne erhitzen und die Schafgarbenblättchen kurz darin anbraten. Die Eier mit Milch, Salz und Pfeffer verquirlen und über die Schafgarbenblättchen gießen. Dann unter Rühren die Eiermasse auf kleiner Flamme stocken lassen. Das Brot toasten und das Rührei darauf verteilen. Mit frisch gehackter roher Schafgarbe bestreuen und servieren.

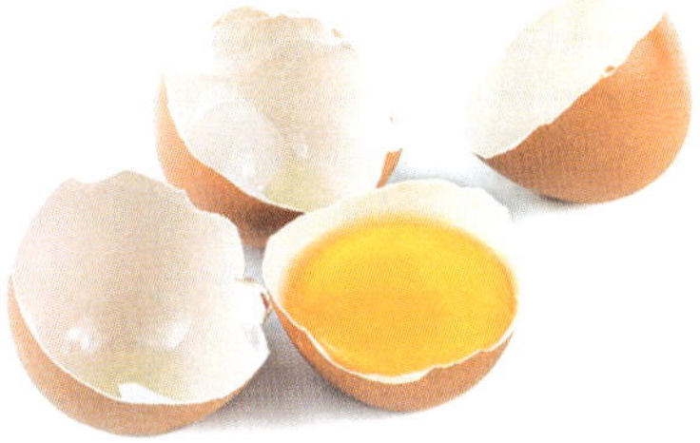

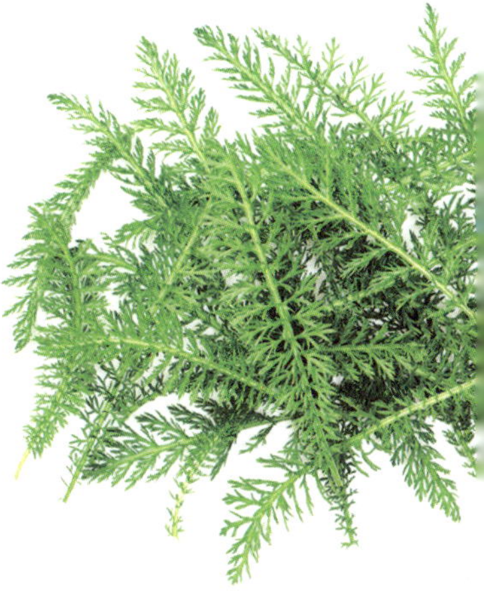

Kreativer Nudelsalat

Sie brauchen 200 g Nudeln (auch aus Kichererbsen oder Linsen erhältlich), Olivenöl, 1 Zwiebel, 2 Tomaten, 1 Glas schwarze Oliven, 1 Handvoll Schafgarbenblätter, Balsamicoessig, Steinsalz, Pfeffer und zum Dekorieren Borretschblüten und -blätter oder Gänseblümchenblüten.
Die Nudeln nach Packungsbeilage kochen, kalt abschrecken und etwas Olivenöl darüberträufeln. Die Zwiebel schälen und fein würfeln. Die Tomaten waschen und vierteln. Oliven abgießen. Die Schafgarbenblätter ganz fein hacken und alle Zutaten unter die Nudeln mischen. Mit Olivenöl, Essig, Salz und Pfeffer würzen. Mindestens eine halbe Stunde durchziehen lassen und mit Borretsch oder Gänseblümchen dekorieren.

Sommersuppe

Nehmen Sie 1 große Zwiebel, 1 EL Olivenöl, 2 TL Kräuterpaste (Rezept siehe Seite 142), 1 ½ l Gemüsebrühe, 250 g Vollkornnudeln, 250 g gekochte Maiskörner, 250 g große oder weiße Bohnen und 250 g frische Erbsen.
Öl in einem großen Topf erhitzen. Zwiebel schälen, klein hacken, hinzugeben und 5 Minuten rühren. Schafgarben-Kräuter-Paste und etwas Gemüsebrühe hinzugeben und rühren, bis die Zwiebel weich ist. Den Rest

der Gemüsebrühe hinzugießen, Temperatur reduzieren und die Nudeln in der Suppe köcheln lassen, bis sie al dente sind. Dann Mais und Bohnen hinzugeben, das Ganze zum Kochen bringen und 5 Minuten köcheln lassen. Ganz zum Schluss die Erbsen zufügen und weitere 2 Minuten mitköcheln lassen.

Blätterpüree

Sie brauchen ein paar Handvoll Schafgarbenblätter, 1 EL Kokosöl, Salz und Pfeffer.
Bringen Sie einen Topf mit Salzwasser zum Kochen, geben Sie die Blätter hinzu, und lassen Sie das Ganze 20 Minuten köcheln. Dann die Blätter abgießen und klein schneiden. Bringen Sie das Kokosöl in einer kleinen Pfanne zum Schmelzen, geben Sie dann die Schafgarbenblätter sowie Salz und Pfeffer hinzu, rühren Sie das Ganze 5 Minuten um, dann können Sie alles pürieren. Dazu passt gut Kartoffel- oder Süßkartoffelstampf.

Wildkräuter-Aufstrich I

Sie brauchen 125 g Pflanzenbutter, 1 Msp. Steinsalz, ½ Bund Schnittlauch, 1 kleine Handvoll Schafgarbenblätter, 2 Stiele Petersilie, 4 Bärlauchblätter und 2 Löwenzahnblätter.
Die zimmerwarme Butter mit dem Salz verkneten. Die Kräuter waschen, gut abtropfen lassen, fein hacken und

mit einer Gabel unter die Butter mischen. Nach Wunsch eine zerdrückte Knoblauchzehe untermischen. Der Aufstrich schmeckt lecker auf Vollkornbrot, zu Kartoffelbrei, Pellkartoffeln, Grillkartoffeln, Süßkartoffelpommes, Vollkornreis und Gemüse.

Wildkräuter-Aufstrich II

Sie nehmen hierfür 150 g frischen Schafskäse (Feta) oder eine vegane Alternative, 2 Handvoll Schafgarbenblättchen und Olivenöl nach Bedarf.
Feta mit einer Gabel fein zerkrümeln. Schafgarbenblättchen sehr fein hacken und mit einem guten Schuss Olivenöl zu einer cremigen, streichfesten Masse vermischen. Als Brotaufstrich oder zu Vollkornnudeln servieren.

Wertvolle Kräuterpaste

Mit dieser Paste lassen sich Kartoffelsalat, Nudelgerichte, Sandwiches und Suppen geschmacklich und gesundheitlich anreichern. Man braucht 3 TL zerkleinerten Thymian, Oregano oder Salbei oder eine Mischung davon, 2 TL zerkleinerte Schafgarbenblüten und -blätter, zwei Knoblauchzehen (alternativ 1 EL frischen Bärlauch), und etwas Steinsalz (etwa ½ TL).
Alle Zutaten im Mixer oder in einer elektrischen Gewürzmühle homogenisieren bzw. in einem Mörser zerstoßen

und so viel Olivenöl zugeben, bis eine Paste entsteht. In ein kleines Gefäß füllen und die Creme vollständig mit Olivenöl bedecken. Sie lässt sich bis zu 1 Woche im Kühlschrank aufbewahren.

Kräutercreme

Sammeln Sie hierfür insgesamt 5 Handvoll Wildkräuter wie Schafgarbe – wegen des bitteren Geschmacks nicht zu viel –, Vogelmiere, Brennnessel und Spitzwegerich; des Weiteren brauchen Sie 100 g Parmesan oder eine vegane Alternative, 100 g fein gemahlene Walnüsse, Salz, Pfeffer und ca. 400 ml Olivenöl.
Die Kräuter sehr fein hacken und den Käse reiben. Die Zutaten mit den Nüssen vermischen und mit Salz und Pfeffer abschmecken. So viel Olivenöl hinzugeben, dass eine streichfähige Paste entsteht. Die Kräutercreme in Gläser füllen und mit Öl ganz bedecken. Im Kühlschrank aufbewahren. Wenn man etwas Creme entnommen hat, immer wieder so viel Öl darübergießen, dass die Oberfläche bedeckt ist.

TIPP

Wenn man den Käse weglässt, hält sich die Creme länger.

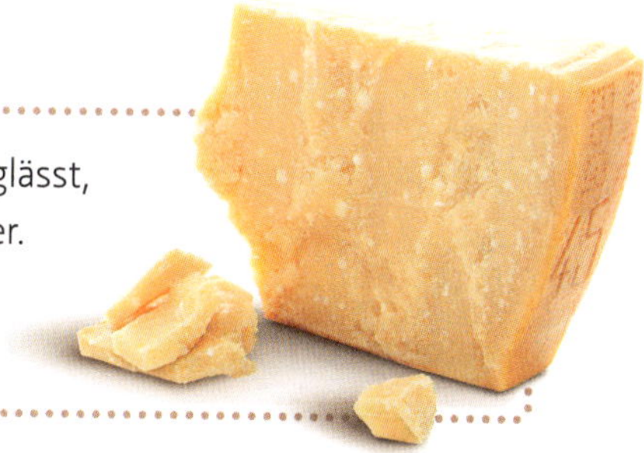

Pesto mal anders

Man benötigt 3 Handvoll Schafgarbenblätter, ½ Bio-Zitrone, 3 Knoblauchzehen, 80 g Pinienkerne, 80 ml Olivenöl, Parmesan, Salz und Pfeffer.
Schafgarbenblätter abzupfen und mit der Schale und dem Saft einer halben Bio-Zitrone und den geschälten Knoblauchzehen in den Mixer geben. Die Pinienkerne kurz anrösten und abkühlen lassen. Dann mit etwas Parmesan und dem Olivenöl in den Mixer geben und zu einem sämigen Pesto pürieren. Mit Salz und Pfeffer gut abschmecken. Die Mischung hält im Kühlschrank etwa vier Wochen und lässt sich portionsweise in Eiswürfelbehältern einfrieren.

Herzhafte Kekse

Man braucht 3 EL fein geschnittene Wildkräuter wie Löwenzahn, Brennnessel, Schafgarbe und Gänseblümchen, 30 g Reibekäse oder veganen Käseersatz, 100 g Dinkel-Vollkornmehl, etwas Kräutersalz, 1 TL Weinstein-Backpulver sowie 150 g Sauerrahm (oder eine vegane Alternative).
Kräuter fein schneiden und den Käse reiben. Alle Zutaten vermischen und zu einer Rolle formen. Von der Rolle 2 cm dicke Scheiben abschneiden und als Kekse auf ein mit Backpapier ausgelegtes Backblech legen. Bei 175 Grad ca. 15 Minuten backen.

Peppiger Orangensalat

Sie brauchen 2 Orangen, 2 EL Schafgarbenblätter und etwas Öl.
Orangen schälen und in Würfel schneiden, mit 2 EL fein gezupften Schafgarbenblättchen und einem Öl Ihrer Wahl mischen. Wer es lieber süßer mag, gibt etwas Honig dazu. Schmeckt gut mit Brennnessel- oder Sesamsamen oder Walnüssen.

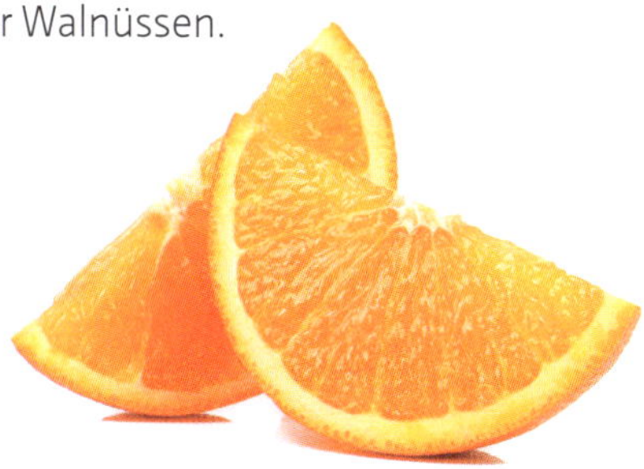

Gesunde Würzpaste oder Brotaufstrich

Diese Würzpaste eignet sich gut als Dip für getoastetes Vollkornbrot, als Salatsoße, zu Pasta und Kartoffeln.
Sie brauchen 2 EL geputzte und gehackte Schafgarbe, 3 Zehen Knoblauch, etwas Olivenöl und Salz nach Geschmack.
Schafgarbe mit dem fein gehackten Knoblauch pürieren und mit etwas Olivenöl zu einer Paste verrühren. Mit Salz abschmecken. Mit etwas Öl bedeckt, ist die Paste ein paar Tage im Kühlschrank haltbar.

Blätter-Tempura

Tempura-Batter-Mix – dies ist eine Fertigmischung für Ausbackteig – mit 175 ml Wasser gut verrühren, bis ein glatter Teig entsteht. Größere Schafgarbenblätter eintauchen und in heißem Back- oder Kokosöl frittieren. Dazu passen grüner Salat, Kartoffel- oder Süßkartoffelstampf.

Kräutersalz

Man braucht hierfür 3 gehäufte TL Steinsalz, ½ TL getrocknete Schafgarbenblätter, ½ TL zermahlene Sellerie-Samen, ½ TL Paprikapulver, 1 TL Knoblauchpulver, ½ TL Zucker, ½ TL Zwiebelpulver, ¼ TL Cayenne-Pfeffer, ¼ TL Kurkuma-Pulver und eine Bio-Zitrone. Bio-Zitrone fein schneiden. Alle Zutaten vermischen und in einem Glasgefäß mit Deckel aufbewahren.

INFO

FRISCHSAFT ALS FEINER ZUSATZ

Mit dem Frischsaft kann man Tees, Smoothies und Suppen gesundheitlich aufwerten. Bitte nicht mitkochen. Man nimmt 2 bis 3 Handvoll Schafgarbenblüten, -blätter und -stängel und zerkleinert sie gründlich in einem Mixer. Dann durch ein Mulltuch ausdrücken. Der Saft ist im Kühlschrank bis zu drei Tage haltbar.

Schafgarbenprodukte

Schafgarbenkraut und -blüten gibt es getrocknet in Bioqualität als Monodroge in Apotheken, Drogerien, Kräuter- und Teegeschäften, im Reformhaus, im Bioladen oder im Online-Handel. Wichtig ist, auf Bioqualität oder auf die Bezeichnung »Wildsammlung« zu achten.
Wer auf azulenhaltige Schafgarbenprodukte Wert legt, sollte auf Apothekerware zurückgreifen oder die entsprechenden Sorten selbst auf Balkon oder im Garten anbauen. In der Apotheke wird Schafgarbe als Gemisch aus azulenreichen Sorten und Sippen, die kein Azulen enthalten, angeboten. Nicht-azulenhaltige Kleinsorten können wie bereits erwähnt Allergene enthalten, Menschen mit einer Allergie gegen Korbblütler sollten entsprechend zurückhaltend sein (siehe Seite 53 ff.).
Tee und weitere Schafgarbenprodukte wie Salben und Tinkturen aus garantiert azulenhaltigen Sorten ohne Allergene bekommen Sie bei *Kasimir & Lieselotte* in Demeter-Qualität. Das Familienunternehmen hat eine Salbe im Programm gegen Couperose und Krampfadern und eine weitere für eine bessere Wundheilung sowie Insektenstiche – beide ohne Zusatzstoffe. Sie bieten außerdem ein Schafgarben-Auszugsöl aus azulenreichen Sorten, Schafgarbentee aus blühendem Kraut und Schafgarbentinktur aus Frischpflanzen an. Ein Insektenspray auf Schafgarbenbasis gegen Mücken, Zecken und Nacktschnecken wird gerade entwickelt. Ihr Demeter-

Hof liegt in den französischen Pyrenäen. Samen und Pflanzen azulenhaltiger Sorten bekommen Sie bei der Gärtnerei *Südflora Baumschule*.
Häufig ist Schafgarbe Bestandteil spezieller Teemischungen wie Magen-Darm-Tee, Frauentee oder Leber-Galle-Tee. Es gibt zahlreiche Fertigarzneimittel sowie Extrakte aus Schafgarbe auf wässriger oder alkoholischer Basis zu kaufen, zudem die homöopathische Urtinktur wie auch ätherisches Öl – bitte auf die blaue Farbe achten! –, Likör, Schnaps, Pulver als Mund- und Rachentherapeutikum, Frischpflanzensäfte, Filmtabletten, Dragees, Kombinationspräparate oder Salben. In der Apotheke finden sich auch fertige Bauchwickel mit Schafgarbe, zum Beispiel für Verdauungsbeschwerden oder Appetitlosigkeit.

INFO

PRODUKTE FÜR DIE BIODYNAMISCHE LANDWIRTSCHAFT

Ein biologisch-dynamisches Schafgarbenpräparat für die Kompostzubereitung und auch andere Produkte kann man beim Brunnenhof www.brunnenhof-präparate.de bekommen oder bei der Präparatekiste www.praeparatekiste.de. Im Angebot finden Sie unter anderem getrocknete Schafgarbenblüten sowie fertige Schafgarben-Kompostpräparate für verschiedene Kompostmengen von 20 bis zu 500 Kubikmetern.

Bezugsadressen für Schafgarbenprodukte

Südflora Baumschule
www.suedflora.de
Stutsmoor 42
22607 Hamburg
Telefon: 0 40/55 86 90 89
Mail: info@suedflora.de

Kasimir & Lieselotte
www.kasimirlieselotte.de
Eisenbahnstraße 73
14542 Werder
Telefon: 0 33 27/4 37 20 90
Mail: kontakt@kasimirlieselotte.de

Kräuter Schulte
www.kraeuterschulte.de
Hauptstraße 5
76593 Gernsbach
Telefon: 0 72 24/38 76
Mail: info@kraeuterschulte.de

Maienfelser Naturkosmetik
www.maienfelser-naturkosmetik.de
Brettacherstraße 5
71543 Wüstenrot
Telefon: 0 79 45/25 82
Mail: info@maienfelser-naturkosmetik.de

Ein paar Worte zum Schluss

Die atemberaubend große Bandbreite von Heilanwendungen der Schafgarbe bedeutet nur eines für mich: Es ist ein Muss für uns alle, uns mit ihr zu beschäftigen, sie wertzuschätzen, sie zu sammeln, sie anzubauen und zu verwenden. Die Amerikaner sagen in einem solchen Fall: Embrace! Umarme sie! Diese Alleskönnerin sollte in meinen Augen in keiner Hausapotheke für Mensch und Tier fehlen.

Ist die Schafgarbe ein Panacea, ein Allheilmittel?, fragen sogar moderne Forscher. Ihre regulierende, harmonisierende und ausgleichende Wirkung lässt mich an ein Adaptogen denken, das alle körperlichen und seelischen Funktionen optimiert und uns gegen Stress schützt. Entsprechende Untersuchungen fehlen jedoch bisher.

Wir Menschen sind gefangen in einem Teufelskreis aus Agrochemikalien, Schadstoffen, einem Mangel an Vitalstoffen und Vitalität in unseren Nahrungsmitteln sowie der Bekämpfung der daraus entstehenden Erkrankungen mit wieder neuer Chemie. Wir geben die hierdurch geschwächten Gene an die nächste Generation weiter und hinterlassen ihr damit ein fragwürdiges Erbe. Hinzu kommt der durch Glyphosat und Co. verursachte Schwund der Artenvielfalt. Wir sind mindestens so abhängig von allem, was da wächst und kreucht und fleucht, wie vom Klima.

Es ist nicht überraschend, dass die Hersteller von Agrarchemie oft dieselben sind, die als Big-Pharma-Unternehmen Medikamente auf den Markt bringen. Nicht, um uns zu heilen – das schaffen diese Mittel gar nicht –, sondern um an den durch fragwürdige und nicht nachhaltige Landwirtschaftsmethoden selbst verursachten Krankheiten von Millionen zu verdienen. Wildpflanzen wie die potente Schafgarbe, die Gott sei Dank so robust ist, dass sie immer noch überall in Hülle und Fülle wächst, sind eine Möglichkeit, aus diesem Teufelskreis auszusteigen. Ohne wertvolle Ernährung – bio oder wild – funktioniert strahlende Gesundheit nicht, aber Ernährung ist nicht alles. Eine sinnvolle Tätigkeit, Bewegung an frischer Luft, eine pflanzenbasierte vollwertige Kost und ein weitgehender Verzicht auf Genussgifte wie Alkohol, Zucker und andere gehören ebenfalls dazu. Auch soziale Kontakte schenken uns Zufriedenheit und Gesundheit. Die meisten leiden, ohne es zu wissen, an einem Natur-Defizit-Syndrom. Sie sind zu wenig draußen und lassen sich nicht mehr intensiv auf Naturerlebnisse wie Schwimmen im kühlen See oder Übernachten in der Wildnis ein. Für mehr seelische Widerstandsfähigkeit, auch als Resilienz bezeichnet, empfehle ich Meditation oder das authentische Reiki, eine kinderleichte Methode für Stressabbau und Tiefenentspannung, die ich seit vielen Jahren mit Tausenden von zufriedenen Teilnehmern in Seminaren unterrichte. Sie können sich auf YouTube einiges darüber ansehen, auch über andere meiner Buchthemen.

Go wild, werden Sie kreativ! Verlassen Sie öfter mal Ihre Bequemlichkeitszone. Schlafen Sie draußen, machen Sie eine Nachtwanderung. Bunkern Sie keine Konserven für Krisenzeiten, sondern machen Sie sich kundig, was vor Ihrer Haustür an heimischen Superfoods wächst. Gehen Sie auf digitale Diät, und reduzieren Sie drastisch Ihren Konsum von Nachrichten. Das Schlechte macht mehr Lärm und ist überrepräsentiert in der veröffentlichten Meinung der Mainstream- und auch vieler alternativer Medien. Erfrischen Sie sich lieber in Mutter Natur, denn sie ist unser wahres Zuhause seit Jahrmillionen und wird es immer bleiben. Wir sind ein Teil von ihr, wir sind eins. Werden wir endlich zu weisen Beschützern der Erde, übernehmen wir Verantwortung für sie und alle ihre Bewohner und auch für unsere eigene Gesundheit. Frieden mit der Natur, Frieden mit unserem inneren Arzt. Das ist mein Wunsch für Sie und uns alle.

So können Sie mich erreichen:

Barbara Simonsohn
Holbeinstr. 26 · 22607 Hamburg
Tel. 0 40/89 53 38
info@barbara-simonsohn.de
www.Barbara-Simonsohn.de
(Bei schriftlichen Anfragen bitte ich um einen frankierten Rückumschlag.)

Empfehlenswerte Literatur

Buhner, Harrod: **Die heilende Seele der Pflanzen**, Herba Press, Aschaffenburg 2017

Hertzka, Dr. Gottfried: **So heilt Gott**, Christiana Verlag, 13. Auflage 1987

Igelbrink, Bettina: **Löwenzahn und Hagebutte**, Verlag an der Ruhr, Mülheim 2021

International Herb Association (Hrsg.): **Yarrow: Herb of the year 2024**, Florida 2024

Maier, Alyson: **Yarrow Medicine**, Kingsley Publisher, South Africa, Pretoria 2022

Marzell, Prof. Dr. Heinrich: **Geschichte und Volkskunde der deutschen Heilpflanzen**, Reichl Verlag, St. Goar 2002

Schaumann, Wolfgang: **Rudolf Steiners Kurs für Landwirte**, Stiftung Ökologie & Landbau, Bad Dürkheim 1996

Simonsohn, Barbara: **Brennnessel**, Mankau Verlag, Unterammergau, 4. Aufl., 2026

Simonsohn, Barbara: **Das authentische Reiki**, Jim Humble Verlag Roermond NL 2018

Simonsohn, Barbara: **Die Linde, Baum der Heilung und Harmonie**, Mankau Verlag, Unterammergau 2025

Simonsohn, Barbara: **Einfach Reiki**, Schirner Verlag, Darmstadt 2023

Simonsohn, Barbara: **Heilsame Küchenkräuter**, Mankau Verlag, Unterammergau, 2. Aufl., 2025

Simonsohn, Barbara: **Holunder, Juwel der Hausapotheke**, Mankau Verlag, Unterammergau , 2. Aufl., 2024

Simonsohn, Barbara: **Löwenzahn**, Mankau Verlag, Unterammergau, 3. Aufl., 2026

Simonsohn, Barbara: **Säuren loswerden**, Schirner-Verlag, Darmstadt 2024

Strehlow, Wighard / Krieger, Matthias: **Verletzungen heilen**, Knaur Verlag, München 2007

Tolnai, Martina: **Schafgarbe**, Tosa Verlag, Fränkisch-Gumbach 2020

Treben, Maria: **Heilkräuter aus dem Garten Gottes**, Heyne Verlag, München, 10. Aufl., 1991

Treben, Maria: **Maria Trebens Heilerfolge**, Ennsthaler Verlag, Steyr, 13. Aufl., 1985

Vetters, Simone: **Smoothie-grün**, Schirner Verlag, Darmstadt, 2. Aufl., 2017

Vonarburg, Bruno: **Natürlich gesund mit Heilpflanzen**, AT Verlag, Schweiz, Aarau 1988

Endnoten

1 »Die Schafgarbe gegen 15 Erkrankungen – die Alleskönnerin«, Film bei Youtube mit Timo G., Stand Juni 2024

2 Vgl. International Herb Association (Hrsg.), »Yarrow: Herb of the year 2024«, Florida 2024, S. 92 unter »more than one hundred biologically active secondary compounds« und Seite 124 unter »120 compounds of Azulen have been identified, International Herb Association, »Yarrow. Achilleas pp.«, Jacksonville, Florida 2024

3 Vgl. Wendy L. Applequist und Daniel E. Moerman, »Yarrow (Achillea millefolium L.): A Neglected Panacea?«, in: Herb Association, »Yarrow«, a.a.O.

4 Ebd. Der Begriff »Pharmacopeia« bezeichnet ein Arzneibuch, welches offizielle Standards für die Qualität und Reinheit von Arzneimitteln und ihren Inhaltsstoffen festlegt. Das Europäische Arzneibuch können Sie kostenlos unter www.arzneibuch.de herunterladen.

5 Vgl. D. Plamada u.a., »Polyphenols – Gut Microbiota Interrelationship: A Transition to a New Generation of Prebiotics«, 2021, Nutrients, 14(1)

6 Vgl. Leroi Gourhan 1975 und 1998, Solecki 1975, zitiert in: International Herb Association, »Yarrow«, a.a.O., S. 15

7 Vgl. W. L. Applequist und D. E. Moerman, »A Neglected Panacea?«, A review of Ethnobotany, Bioactivity, and Biomedical Research, a.a.O.

8 Vgl. Helmut Genaust, »Etymologisches Wörterbuch der botanischen Pflanzennamen«, Birkhäuser Verlag, Hamburg 2005, S. 51

9 Vgl. Homer II. 11, 830; zitiert nach: H. Genaust, a.a.O., S. 51

10 Vgl. Homer II. 16, zitiert nach H. Genaust, a.a.O. und W. L. Applequist und D. E. Moerman, a.a.O, S. 140–144

11 Vgl. Heinrich Marzell, »Geschichte und Volkskunde der deutschen Heilpflanzen«, Reichl Verlag, St. Goar 2002, S. 266

12 Vgl. ebd.

13 Vgl. ebd.

14 Vgl. ebd. S. 265

15 Vgl. ebd.

16 Vgl. ebd.

17 Vgl. W. L. Applequist und D. E. Moerman, a.a.O.

18 Vgl. International Herb Association, »Yarrow«, a.a.O., S. 127

19 Vgl. ebd., S. 67

20 Vgl. W. L. Applequist und D. E. Moerman, a.a.O.

21 Vgl. ebd.

22 Vgl. Sabine Glasl-Tazreiter u.a., »Arzneipflanze des Jahres 2025 – Die Schafgarbe«, Universität Münster, Institut für Pharmazeutische Biologie und Phytochemie, 2025, unter www.uni-muenster.de im Internet

23 Vgl. Janice Cox, »Natural Beauty with Yarrow« in: International Herb Association, Yarrow, a.a.O., S. 140

24 Vgl. Sabine Glasl-Tazreiter, a.a.O.

25 Vgl. ebd.

26 Vgl. »Wildbienen – gewöhnliche Schafgarbe«, Hrsg. Deutsche Wildtier Stiftung, https://deutschewildtierstiftung.de

27 Vgl. NABU Düsseldorf e.v. »Die Gewöhnliche Schafgarbe«, https://www.nabu-duesseldorf.de

28 Vgl. Cheryl Lans u.a., »Ethnoveterinary medicines used for ruminants in British Columbia, Canada« in: Journal of Ethnobiology and Ethnomedicine 2007, 3:1

29 Vgl. www.tierheilpraktiker.de

30 Vgl. W. L. Applequist und D. E. Moerman, a.a.O.

31 Vgl. International Herb Association, a.a.O., S. 147

32 Vgl. Stiftung Gesundheit & Ernährung Schweiz, aufgerufen unter: www.diet-health.info, »Schafgarbe«

33 Vgl. International Herb Association, a.a.O., S. 147

34 T. J. McQuistan u.a., »Cancer chemoprevention by dietary chlorophylls: A 12,000-animal dose-dose matrix biomarker and tumor study«, 2013, Food Chem. Toxicol 341–352

35 B. P. Kok u.a., »Intestinal bitter taste receptor activation alters hormone secretion and imparts metabolic benefits«, 2018, Mol Metab.

36 Vgl. C. Manach u.a. (2004), »Polyphenols: food sources and bioavailability«, in: The American Journal of Clinical Nutrition, 79(5):727–747

37 Vgl. T. J. McQuistan u.a., a.a.O.

38 H. Wang u.a., 2023, »Quercetin prevents osteoarthritis progression possibly via regulation of local and systemic inflammatory cascades«, J Cell Mol Med. 27(4)

39 Vgl. F. Ayoobi u.a. (2017), »Bioeffectiveness of the main flavonoids of Achillea millefolium in the pathophysiology of neurodegenerative disorders – a review«, in: Iranian Journal of Basic Medical Science, 20(6)

40 Vgl. Ali Si u.a. (2017), »Pharmacognosy, phytochemistry and pharmacological properties

of Achillea millefolium L.: A review«, in: Phytotheraphy Research 31(8): 1140–1161

41 Vgl. A. Kumar u.a. (2023), »Major Phytochemicals: recent advances in health benefits and extraction methods«, in: Molecules. 28(2): 887

42 Vgl. M. Imram u.a., »Kaempferol: A Key Emphasis to its Anticancer Potential, 2019, Molecules 24(12)

43 Vgl. Far B. Farasati u.a. (2023), »Achillea millefolium: Mechanism of action, pharmacokinetic, clinical drug-drug interactions and tolerability«, in: Heliyon, 9(12): e22841

44 Vgl. Barbara Simonsohn, »Traube und Weinrebe«, Mankau Verlag, Unterammergau 2023

45 Vgl. A. Kumar u. a., »Major Phy.« 28(4): 1845

46 Vgl. J. Dong u.a., »Saponins can suppress intestinal inflammartion, promote intestinal inflammation in colon cancer and IBD«, 2019, Pharmacol. Res. 144:66-72

47 Vgl. A Kumar u.a., »Major Phy.«

48 Vgl. Lina Raudone u.a. (2024), »Comparative Phytoprofiling of Achillea millefolium Morphotypes: Assessing Antioxidant Activity, Phenolic and Triperpenic Compounds Variation across Different Plant Parts«, Plants 13, 1043

49 Vgl. Kathleen Connole, »The Essence of Yarrow«, in: International Herb Association, a.a.O., S. 124

50 Vgl. Max Wichtl, »Teedrogen und Phytopharmaka: ein Handbuch für die Praxis auf wissenschaftlicher Grundlage«, Wiss. Verl.-Ges., Stuttgart 1997, S. 396

51 Vgl. S. Nihei u.a., (2018), »The efficacy of sodium azulene sulfonate L-glutamine for managing chemotherapy-induced oral mucositis in cancer patients: a prospective comparative study«, in: Journal of Pharmaceutical Health Care and Sciences, 4(1):20

52 Vgl. International Herb Association, a.a.O., S. 157

53 Vgl. ebd. S. 182

54 Unter www.bfarm.de ist die »Liste der Monografien der Kommission E« einzusehen und herunterzuladen.

55 Vgl. Sabine Glasl-Tazreiter u.a., a.a.O.

56 Vgl. Arnold Achmüller, »Schafgarbe«, in: Österreichische Apotheker-Zeitung (ÖAZ) 07/2021, S. 49

57 Vgl. Sabine Glasl-Tazreiter u.a., a.a.O.

58 Vgl. ebd.

59 Vgl. ebd., S. 178

60 Vgl. ebd., S. 130

61 Vgl. C. L. Boswell-Ruys u.a., »Preliminary screening study of reproproductive outcomes after exposure to yarrow in the pregnant rat«, 2003, Birth Defects Res B Dev Reprod Toxicol

62 Vgl. Arnold Achmüller, a.a.O., S. 50

63 Pressemitteilung vom 28.4.2025 »Rekord: So viele Herz-Kreislauf-Medikamente verschrieben wie noch nie«, www.tk.de/presse/themen/arzneimittel/verordnungen/rekord-herzkreislauf-medikamente-2195298

64 Luis Arias-Duran u.a. (2021), »Antihypertensive and vasorelaxant effect of leucodin and achillin isolated from Achillea millefolium through calcium channel blockade and NO production: In vivo, functional ex vivo and in silico studies«, in: Journal of Ethnopharmacology, 273:113948

65 Vgl. Shahla Rezaei u.a. (2020), »Hydroalcoholic extract of Achillea millefolium improved blood glucose, liver enzymes and lipid profile compared to metformin in streptozotocin-induced diabetic rats«, in: Lipids in Health and Dis., 19(1): 81

66 Vgl. M. Mahmoudabady u.a. (2017), »Cardioprotective effects of Achillea wilhelmii on the isolated rat heart in ischemia-reperfusion«, in: Journal of Traditional and Complementary Medicine 7(4):501-507

67 De Souza (2011), Hypotensive mechanism of the extracts and artemetin isolated from chillea millefolium L. (Asteraceae) in rats, Phytomedicine Vol. 18, Pages 819–825

68 Dall'Acqua (2011), »Vasoprotective of standardized Achillea millefolium extract«, Phytomedicine 18(12):1031–6

69 S. Asgary (2000), »Antihypertensive and antihyperlipidemic effects of Achillea wilhelmsii«, Drugs Exp Clin Res. 26(3): 89–93

70 Vgl. Arif-Ullah Khan u.a. (2011), »Blood Pressure Lowering, Cardiovascular Inhibitoy and Bronchodilatory Actions of Achillea millefolium«, in: Phytotherapy Research 25(4): 577–583

71 Vgl. Gabriele Carullo u.a. (2022), »Novel Labdane Diterpenes-Based Synthetic Derivatives: Identification of a Bifunctional Vasodilator That Inhibits CaV 1.2 and Stimulates KCa 1.1 Channels«, 2022, Marine Drugs 20(8): 515

72 Vgl. Radhia Aitfella Lahlou u. a. (2024), »Overview of Ethnobotanical-Pharmacological Studies Carried Out on Medicinal Plants from the Sierra da Estrela Natural Park: Focus on Their Antidiabetic Potential«, in: Pharmaceutics, 16(4): 454

73 Vgl. ebd.

74 Vgl. https://www.tk.de/techniker/krankheit-und-behandlungen/erkrankungen/behandlungen-und-medizin/diabetes/diabetes-mellitus-in-zahlen-2013492

75 Vgl. Valentina Boscaro u.a. (2022), »Evidence-Based Anti-Diabetic Properties of Plants from the Occitan Valleys of the Piemont Alps«, in: Pharmaceutics 2022, 14(11): 2371

76 Vgl. ebd.

77 Vgl. Radhia Aitfella Lahlou u.a., a.a.O.

78 Vgl. ebd.

79 Vgl. ebd.

80 Vgl. Razieh Yazdanparast u.a. (2007), Experimental diabetes treated with Achillea santolina: Effect on pancreatic oxidative parameters«, in: Journal of Ethnop-Pharmacology 112(1): 13–18

81 Vgl. Valentina Boscaro u.a., a.a.O.

82 K. G. Mustafa, »Beta-Cell protective efficacy, hypoglycemic and hypolipidemic effects of extracts of Achillea millifolium in diabetic rats«, 2012, Chines Journal of Natural Medicines 185–189

83 Vgl. ebd.

84 Vgl. ebd.

85 Vgl. ebd.

86 N. Mozafari u.a., »Neuroprotective effect of Achillea millefolium aqueous extract against oxidative stress and apoptosis induced by chronic morphine in rat hippocampal CA1 neurons«, 2022, Acta Neurobiol Exp 179–186

87 Jean Carper, »Wundernahrung fürs Gehirn«, Ullstein Verlag, Berlin 2003, S. 192

88 Vgl. »Wenn das Gehirn Alarm schlägt«, Interview mit Hirnforscher Professor Christoph Kleinschnitz, Direktor der Klinik für Neurologie am Universitätsklinikum Essen, in: »Bild am Sonntag« vom Mai 2025

89 Vgl. ebd.

90 Vgl. Fatemeh Abbaszadeh u.a., »Phytochemicals from edible flowers prevent neurodegenerative diseases via the gut-brain axis«, in: Food Bioscience Vol. 63, Januar 2025, 105681

91 Vgl. ebd.

92 Vgl. ebd.

93 Vgl. ebd.

94 Vgl. ebd.

95 Vgl. ebd.

96 Vgl. J. N. Olayinka u.a., »Apigenin attenuates depressive-like behavior via modulatin monoamine oxidase A enzyme activity in chronically stressed mice«, 2023, Curr Res Pharmacol Drug Discov. 5

97 Vgl. Fatemeh Ayoobi u.a. (2018), »Achillea millefolium is beneficial as an add-on therapy in patients with multiple sclerosis: a randomized placebo-controlled clinical trial«, in: Phytomedicine 2018, 06017

98 Vgl. Marcelina Strzepek-Gomólka, »Achillea Species as Sources of Active Phytochemicals for Dermatological and Cosmetic Applications«, 2021, in: Oxidative Medicine and Cellular Longevity, Vol. 2021, Issue 1

99 Vgl. ebd.

100 Vgl. Karolina Czech u.a. (2023), »Phytochemical Profiling, Antioxidant and Tyrosinase Regulatory Activities of Extracts from Herb, Leaf and In Vitro Culture of Achillea millefolium (Yarrow)«, in: Molecules 28(12):4791

101 Marcelina Strzepek-Gomólka, a.a.O.

102 Vgl. ebd.

103 Vgl. Agata Konarska u.a. (2023), »Herb and Flowers of Achillea millefolium subsp. Millefolium L.: Structure and Histochemistry of Secretory Tissues and Phytochemistry of Essential Oils«, in: Molecules 28:7791

104 Vgl. Karolina Czech u.a., a.a.O.

105 Vgl. Marcelina Strzepek-Gomólka, a.a.O.

106 Vgl. ebd.

107 Vgl. ebd.

108 Vgl. ebd.

109 Vgl. Lysanne Apel u.a. (2020), »Phytochemical characterization of different yarrow species (Achilleas p.) and investigations into their antimicrobial activity«, in: Zeitschrift für Naturforschung/Journal of biosciences 76(1–2):55–65

110 Vgl. ebd.

111 Feriala A. Abu Safe u.a. (2023), »Antimicrobial and anti-aflatoxigenic activities of nanoemulsions based on Achillea millefolium and Crocus sativus flower extracts as green promising agents for food preservatives«, in: BMC Microbiology 23(1): 289

112 Vgl. Marisol Villalva u.a. (2022), »Antioxidant, Anti-Inflammatory, and Antibacterial Properties of an Achillea millefolium L. Extract and its Fractions Obtained by Supercritical Anti-Solvent Fractionation against Helicobacter pylori«, in: Antioxidants 11(10):1849

113 Vgl. Lysanne Apel u.a., a.a.O.

114 Vgl. Reza Taherkhani u.a. (2013), »In Vitro Anti-rotaviral Activity of Achillea kellalensis«, in: Jundishapur Journal of Natural Pharmaceutical Products, 8(3):138–143

115 Vgl. ebd.

116 Vgl. Komal Tilwani u.a. (2022), »Investigation on anti-Corona viral potential of Yarrow tea«, in: Journal of Biomolecular Structure and Dynamics

117 Barbara Simonsohn, »Heilsame Küchenkräuter: 10 Kräuter für Körper und Seele«, Mankau Verlag, Unterammergau 2025

118 Vgl. Katarzyna Gawel-Beben u.a. (2020), »Achillea millefolium L. and Achillea biebersteinii Afan. Hydroglycolic Extracts-Bioactive Ingredients for Cosmetic Use«, in: Molecules, 25(15): 33683

119 Vgl. Marcelina Strzepek-Gomólka, a.a.O.

120 Vgl. Katatarzyna Gawel-Beben, a.a.O.

121 Vgl. ebd.

122 Vgl. Marcelina Strzepek-Gomólka, a.a.O.

123 Vgl. Katarzyna Gawel-Beben u.a., a.a.O.

124 Vgl. ebd.

125 Brigitte Kopp u.a. (2007), »Achillea millefolium L. – is the anti-inflammatory activity mediated by protease inhibition?«, in: Journal of Ethnopharmacology 113(2):312–317

126 Eine gute Übersicht gibt der Artikel von Arnold Achmüller, »Schafgarbe«, in: Österreichische Apotheker-Zeitung (ÖAZ) 07/2021, S. 49 f.

127 Vgl. Joana M. Pereira u.a. (2018), »Achillea millefolium L. hydroethanolic extract inhibits growth of human tumor cell lines by interfering with cell cycles and inducing apoptosis«, in: Food and Chemical Toxicology Vol. 118, S. 635–644

128 Vgl. Mara Gómez de Cedrón u.a. (2024), »Novel bioactive extract from yarrow obtained by the supercritical antisolvent-assisted technique inhibits lipid metabolism in colorectal cancer«, in: Frontiers in Bioengineering and Biotechnoly 1–13

129 Vgl. Clara Foucré u.a., (2022), »Randomized Pilot Trial Using, External, Yarrow Liver Compress Applications, »With Metastatic Cancer Patients Suffering From Fatigue: Evaluation of Sympathetic Modulation by Heart Rate Variability Analysis«, in: Integrative Cancer Therapies Vol. 21: 1–11

130 Vgl. Ensiyeh Jenabi u.a. (2015), »Effect of Achillea millefolium on Relief of Primary Dysmenorrhea: A Double-Blind Randomized Clinical Trial«, in: Journal Pediatric and Adolescent Gynecology 28(5): 402–404

131 Dr. Gottfried Hertzka, »So heilt Gott. Die Medizin der heiligen Hildegard von Bingen als neues Naturheilverfahren«, Christiana, Stein am Rhein 1987, S. 44

132 Vgl. U. Sellerberg u.a. (2000), »Pharmacognostical examination concerning the hemostyptic effect of Achillea millefolium aggregat«, in: Scientia Pharmaceutica, 68(2): 201–206

133 Vgl. Esra Küpeli Akkol u.a., »Evaluation of the Wound Healing Potential of Evidence-Based Complementary and Alternative Medicine«, Vol. 2011, Article ID 474026, 7 Seiten

134 www.kneippbund.de

135 Vgl. E. Jenabi u.a., a.a.O.

136 Vgl. Satarzadeh u.a. (2008), »The effect of Achillea wilhemsii on pain and bleeding duration in female students of Tabriz«, in: The journal of nursing & midwifery 12(4):4–10

137 Vgl. »Achillea millefolium«, www. therapeutika.ch, Maria Ines Dias u.a. (2013), »Phenolic profile of wild Achillea millefolium L.«, obtained by HPLC-DADESI/MS", http://hdl.handle.net/10198/9315, 2013

138 Vgl. Arezoo Moini Jazani u.a. (2018), »Herbal Medicine for Oligomenorrhea and Amenorrhea: A Systematic Review of Ancient and Conventional Medicine«, in: Biomed Research International. Mar 18:2018:3052768

139 Vgl T. Lakshmi u. a. (2011), »Yarrow (Achillea millefolium Linn.) – A Herbal Medicinal Plant with Broad therapeutic Use – a Review«, in: International Journal of Pharmaceutical Sciences Review and Research 9:131–141

140 Vgl. Milica Milutinovic u. a. (2021), »Plant Extracts Rich in Polyphenols as Potent Modulators in the Growth of Probiotic and Pathogenic Intestinal Microorganisms«, in: Frontiers in Nutrition, 8:688843

141 Vgl ebd.

142 Vgl. T. Lakshmi u. a., a. a. O.; B. Benedek u.a. 2006), »Choleretic effects of yarrow (Achillea millefolium s.l.) in the isolated perfused rat liver«, in: Phytomedicine: International Journal of Phytotherapy and phytopharmacology, 13(9–10): 702–706

143 Vgl. ebd.

144 Vgl. W. L. Applequist und D. E. Moerman, a.a.O.

145 Vgl. ebd.

146 Vgl. z.B. M. Mati u.a. (2009), »Treatment of venous leg ulcers with an ointment containing yarrow (Achillea millefolium) extract«, in: Serbian Journal of Dermatology and Venerology 1(3):101–106

147 Vgl. https://www.dw.com

148 Zitiert nach: Wolfgang Schaumann, »Rudolf Steiners Kurs für Landwirte«, Stiftung Ökologie & Landbau, Bad Dürkheim 1996, S. 119

149 Vgl. International Herb Association, a.a.O., S. 55

150 Vgl. Martina Tolnai, »Schafgarbe«, Tosa Verlag, Fränkisch-Gumbach 2020, S. 60 f.

151 International Herb Association, a.a.O., S. 70

152 Vgl. G. Hertzka, »So heilt Gott«, a.a.O., S. 104

153 Vgl. Wighard Strehlow und Matthias Krieger, »Verletzungen heilen. Die Heilkraft von Schafgarbe, Bertram und Veilchen nach Hildegard von Bingen«, MensSana, München 2007, S. 38 ff. und S. 64 ff.

154 Vgl. Ch-H. Lee u.a., »The Role of Inflammation in Depression and Fatigue«, 2019, Front Immunol. 10:1696

155 Vgl. Afarin Kazemian u.a. (2017), »Evaluation of the efficacy of mixture of Boswellia carterii, Zingiber officinale, and Achillea millefolium on severity of symptoms, anxiety and depression in irritable bowel syndrome patients«, in: Journal of Research in Medical Sciences; 22:120

156 https://www.therapeutika.ch, »Achillea millefolium«

157 Vgl. ebd.

158 Vgl. Manal A. Abbas u.a. (2019), »Analgetic and Anxiolytic Activities of Achillea Biebersteinii: Evidence for the Involvement of GABAergic Systems«, in: Oriental Journal of Chemistry 35 (4)

159 P. Bakun u.a., »In vitro and in vivo biological activities of azulene derivatives with potential application in Medicine«, 2021, Medicinal Chemistry Research Vol. 30, 834–846

160 Vgl. Jessica Bayes u.a. (2020), »Effects of Polyphenols in a Mediterranean Diet on Symptoms of Depression: A Systematic Literature Review«, in: Advances in nutrition 11(3):602–615

161 Erschienen im Schirner Verlag, Darmstadt

162 Schon 1994 kam die erste heraus zu diesem Thema: H. Tunon u.a. (1994), »Mosquito repelling activity of compounds occurring in Achillea millefolium L. (Asteraceae)«, in: Economic Botany 48(2): 111–120

163 Vgl. B. Demirci u.a. (2018), »Comparative study of three Achillea essential oils from Eastern part of Turkey and their biological acitivities«, in: Records of Natural Products, 12(2):195–200

164 Vgl. Barbara Simonsohn, »Artemisia annua – Heilpflanze der Götter«, Mankau Verlag, Unterammergau, 11. Auflage 2024, S. 48 ff.

165 Vgl. Dorene Petersen, »Under-Appreciated Yarrow Essential Oil«, in: International Herb Association, a.a.O., S. 180

166 Vgl. Maria Noel Groves, »Die geheime Heilkraft der Pflanzen«, Trias, Stuttgart 2020, S. 227

167 Zitiert nach: Martina Tolnai, a.a.O., S. 36

168 Vgl. Carol Little R. H., »Yarrow in the Apothecary«, in International Herb Association, »Yarrow«, a.a.O., S. 169

169 Rosemary Roman Davis, »The Harrowing Escapades of Yarrow«, in: International Herb Association, a.a.O., S. 74 f.

170 W. Strehlow und M. Krieger, a.a.O., S. 62

171 https://pflege-vademecum.de/schafgarbe

172 Vgl. z.B. https://stenzel-schediwy.com, https://www.apotheke.com, https://www.consumer.bz.it und https://natuerlich.thieme.de

173 Vgl. https://natuerlich.thieme.de

174 Barbara Simonsohn, »Stevia – sündhaft süß und urgesund«, Windpferd Verlag, Köln 2012

175 Vgl. Daniel Gagnon, »The Medicinal Uses of Yarrow«, in: International Herb Association, a.a.O., S. 156

176 Barbara Simonsohn, »Heilsame Küchenkräuter: 10 Kräuter für Körper und Seele«, Mankau Verlag, Unterammergau 2025

177 Erschienen im Heyne Verlag, München, 10. Auflage

178 Vgl. Martina Tolnai, a.a.O., S. 36

179 https://www.zentrum-der-gesundheit.de

180 Stephen Buhner in »The Sun Magazine«, https://www.thesunmagazine.org

181 Maria Treben, »Maria Trebens Heilerfolge. Briefe und Berichte von Heilerfolgen mit dem Kräuterbuch ›Gesundheit aus der Apotheke Gottes‹«, Ennsthaler, Steyr 1980

182 Vgl. ebd., S. 3

Register

Aus unserer Kompakt-Reihe

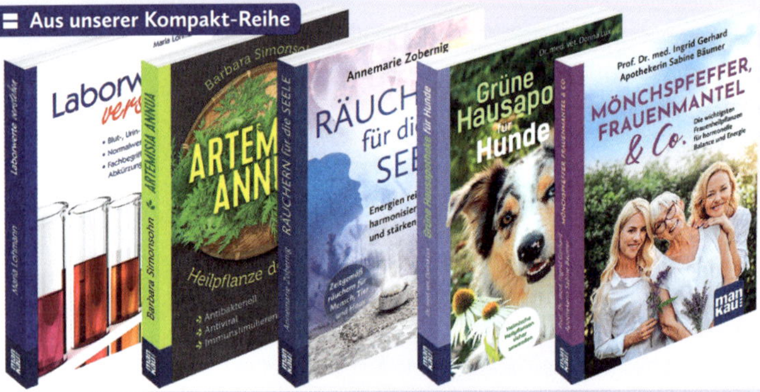

Alles auf einen Blick: **www.gesundheit-kompakt.info**

Casagrande: **Bachblüten in Schwangerschaft, Geburt und Stillzeit**
ISBN 978-3-86374-432-8

Drach-Schauer: **Kleine Fußschule**
ISBN 978-3-86374-617-9

Fischer: **Heimische Heil- und Vitalpilze**
ISBN 978-3-86374-710-7

Gerhard/Bäumer: **Mönchspfeffer, Frauenmantel & Co.**
ISBN 978-3-86374-775-6

Hätscher-Rosenbauer: **Kleine Augenschule**
ISBN 978-3-86374-314-7

Harnisch: **Moringa oleifera**
ISBN 978-3-86374-193-8

Haider-Wallner: **So klappt's mit dem Welt-Retten**
ISBN 978-3-86374-550-9

Höfler: **Energiequelle Beckenboden**
ISBN 978-3-86374-420-5

Höfler: **Kleine Rückenschule**
ISBN 978-3-86374-329-1

Kunisch: **Essbare Heilkräuter und Wildpflanzen**
ISBN 978-3-86374-788-6

Lohmann: **Laborwerte verstehen**
ISBN 978-3-86374-158-7

Lux: **Grüne Hausapotheke f. Hunde**
ISBN 978-3-86374-641-4

Lux: **Grüne Hausapotheke f. Katzen**
ISBN 978-3-86374-655-1

Neumayer: **Erste Hilfe bei Hitzewallungen & Co.**
ISBN 978-3-86374-435-9

Neumayer: **Multitalent Zink**
ISBN 978-3-86374-317-8

Reik: **Tai Chi für zwischendurch**
ISBN 978-3-86374-377-2

Rias-Bucher: **Garten-Smoothies**
ISBN 978-3-86374-199-0

Rias-Bucher: **Smoothies für Körper, Geist und Seele**
ISBN 978-3-86374-164-8

Rias-Bucher: **Winter-Smoothies**
ISBN 978-3-86374-181-5

Röcker: **Heilen mit Bachblüten**
ISBN 978-3-86374-661-2

Simonsohn: **Artemisia annua**
ISBN 978-3-86374-474-8

Simonsohn: **Baobab. Die heilsame Frucht des Apothekerbaums**
ISBN 978-3-86374-614-8

Simonsohn: **Brennnessel**
ISBN 978-3-86374-652-0

Simonsohn: **Die Schafgarbe**
ISBN 978-3-86374-778-7

Simonsohn: **Heilsame Küchenkräuter**
ISBN 978-3-86374-758-9

Simonsohn: **Holunder – Juwel der Hausapotheke**
ISBN 978-3-86374-717-6

Simonsohn: **Löwenzahn**
ISBN 978-3-86374-694-0

Simonsohn: **Salbei – Mutter aller Heilpflanzen**
ISBN 978-3-86374-706-0

Simonsohn: **Zistrose**
ISBN 978-3-86374-611-7

Straubinger: **Säure-Basen-Balance**
ISBN 978-3-86374-255-3

Weidinger/Weidinger: **Achtsamkeit für jeden Tag**
ISBN 978-3-86374-261-4

Wolffskeel: **Die 12 Salze des Lebens**
ISBN 978-3-86374-129-7

Wormer: **Fibromyalgie**
ISBN 978-3-86374-211-9

Wormer: **Natürliche Antidepressiva**
ISBN 978-3-86374-664-3

Zobernig: **Räuchern für die Seele**
ISBN 978-3-86374-535-6

Unsere Bücher erhalten Sie in Ihrer Buchhandlung!
Besuchen Sie auch unsere Internetseite mit Webshop, Leseproben, Autorenvideos, Newsletter und mehr: **www.mankau-verlag.de**

mankau